DE LA

CONGESTION UTÉRINE

PENDANT LA GROSSESSE.

RIGNOUX, IMPRIMEUR DE LA FACULTÉ DE MÉDECINE,
rue Monsieur-le-Prince, 31.

CONGESTION UTÉRINE

PENDANT LA GROSSESSE,

PAR

A. BASTIN,

Docteur en Médecine de la Faculté de Paris,
Ex-Chirurgien auxiliaire de la Marine impériale.

PARIS.

ADRIEN DELAHAYE, LIBRAIRE,
place de l'École-de-Médecine, 23.

—

1861-

CONGESTION UTÉRINE

PENDANT LA GROSSESSE.

DÉFINITION ET DIVISION DU SUJET.

Ce n'est pas sans quelque crainte que j'ose aborder un sujet aussi vaste et aussi peu étudié jusqu'ici que celui de la congestion utérine pendant la grossesse ; mais, après avoir appris, dans les excellentes leçons de M. le Dr Mattei, à comprendre toute l'importance de cette question, j'ai cru avoir trouvé en elle un sujet de thèse aussi nouveau qu'intéressant, et je me suis livré à son étude avec d'autant plus d'ardeur que je rencontrais un solide appui dans la vaste expérience et dans l'obligeante amitié de mon maître.

Je suis loin de prétendre que la congestion utérine a passé complétement inaperçue jusqu'ici ; mais l'étude qui en a été faite n'a, pour ainsi dire, encore eu trait qu'à la pathologie de la femme à l'état de vacuité, et je ne veux parler, je le répète, que de la congestion de l'utérus gravide.

Or, bien que depuis plusieurs années quelques auteurs aient commencé à aborder l'étude de cette question, aucun d'eux ne lui a consacré tous les développements qu'elle comporte ; pour la plupart, le nom de *pléthore locale,* qui a résumé pendant si longtemps tout ce qu'on savait sur la congestion dont l'utérus est le siége pendant la grossesse, est encore synonyme de celui de *congestion uté-*

rine, et c'est sans aucun doute à cette confusion de deux états si différents qu'il faut attribuer le peu de lumière qui existe encore sur le sujet qui m'occupe en ce moment.

Les opinions que professe à cet égard M. le Dr Mattei me semblent se concilier bien mieux avec les faits ; elles conduisent à la connaissance de phénomènes physiologiques, pathologiques et thérapeutiques de la plus haute importance, et c'est à leur développement que je me propose de consacrer cette thèse.

Pour lui comme pour moi, la *pléthore locale* représente cet état particulier de l'utérus gravide où l'afflux sanguin qui se fait vers cet organe est considérablement augmenté par le fait même des modifications anatomiques et physiologiques qu'y apporte la grossesse, et qui, étant par cela même soumis à durer autant qu'elle, a pour principal caractère d'être permanent, continu. Certaines conditions physiologiques que j'aurai soin de signaler plus loin peuvent encore accroître cette accumulation du sang dans l'utérus.

J'entends au contraire par le mot de *congestion utérine*, mot qui n'avait pas encore été employé avant les auteurs contemporains, *un afflux sanguin prompt et passager, se produisant dans la matrice sous l'influence de toute cause physiologique ou pathologique.*

En outre, lorsqu'une congestion se produit dans l'utérus, elle peut être là, comme dans toute autre partie du corps, causée par un obstacle physique au cours du sang : c'est alors une *congestion passive ou stase*; ou bien elle peut être l'effet d'une cause organique et vitale qui fait affluer le sang en plus grande quantité vers la matrice : c'est alors une *congestion active* ou *hyperémie*.

Enfin la *pléthore locale* et la *congestion utérine* elle-même peuvent être tout à fait indépendantes de la pléthore générale, et elles peuvent être physiologiques ou pathologiques.

Du reste, j'espère faire encore mieux ressortir tout ce qui rapproche, comme aussi tout ce qui distingue la congestion utérine, telle que je viens de la définir, de la pléthore locale des auteurs, lorsque je montrerai plus loin en quoi se résume celle-ci, tandis que la première domine la physiologie et la pathologie de la grossesse, comme elle donne la clef de la physiologie et de la pathologie utérines à l'état de vacuité. Cependant, pour mieux indiquer le rôle immense que je reconnais à l'afflux sanguin dont l'utérus est le siége pendant la grossesse sur la santé de la femme enceinte, je puis dès à présent formuler, avec M. Mattei, les deux propositions suivantes :

1° Les phénomènes pathologiques locaux, comme les phénomènes dits *sympathiques* qui dépendent de la grossesse, indiquent presque toujours un état de souffrance de l'utérus.

2° La cause la plus fréquente de la souffrance de l'utérus gravide est la trop grande distension de ses vaisseaux sanguins, que celle-ci tienne à une congestion utérine passagère ou à une pléthore locale dépassant ses limites physiologiques.

Mais je dois dire tout d'abord que pour se rendre un compte exact des phénomènes pathologiques qui se passent en dehors de l'utérus pendant la grossesse, et qu'on ne peut rattacher à des résultats mécaniques, il ne faut pas se contenter de les rapporter vaguement à de simples sympathies. Ce mot, dit M. Mattei, constate des faits et ne les explique pas. Aussi ce praticien tâche-t-il de relier ces phénomènes à des données anatomiques et physiologiques que je dois reproduire ici pour l'intelligence de mon sujet.

L'utérus, dit-il, reçoit ses nerfs de deux sources : l'une va donner la vie au fond de l'organe ; ce sont les nerfs du grand sympathique qui accompagnent les vaisseaux ovariques ; l'autre provient du plexus hypogastrique et va animer le col utérin ; mais, comme ce plexus est formé à la fois par le grand sympathique et par des filets du plexus sacré, on peut dire que l'utérus est en communication directe avec les principaux centres nerveux de l'économie. Maintenant que ce soit exclusivement par irradiation ou par réflexion, que ce soit par l'une et l'autre de ces propagations, on comprend que l'utérus devenu le foyer d'une vitalité nouvelle puisse, par les nerfs qui l'animent, propager ses impressions aux organes éloignés.

Dans la première moitié de la grossesse, c'est le fond de l'utérus qui éprouve le plus de modifications ; aussi c'est dans les organes qu'anime le grand sympathique que se passeront les principaux phénomènes (le tube digestif, les glandes annexes, le cœur et les artères, les reins) : de là la dyspepsie avec toutes ses nuances, nausées, vomissements, pica, ptyalisme, etc. etc. ; les troubles de la circulation, l'albuminurie, etc. etc. Dans la dernière moitié de la grossesse, le col prend part aux modifications de l'organe, et c'est alors qu'apparaissent les phénomènes physiologiques et pathologiques du côté de la moelle épinière et des nerfs qui en partent (les névralgies, les convulsions); et, si le retentissement va jusqu'au cerveau, les facultés instinctives, intellectuelles et morales, peuvent être atteintes.

Je diviserai mon travail en quatre parties :

La première comprendra la partie historique et bibliographique ;

Dans la deuxième, je traiterai de la congestion utérine au point de vue physiologique pendant l'état de grossesse ;

La troisième sera consacrée à l'étude de la congestion utérine au point de vue pathologique pendant le même état ;

Dans la quatrième, je citerai, à l'appui des faits que j'aurai avancés, un certain nombre d'observations dont la plupart seront empruntées à la clinique de M. le D' Mattei.

PREMIÈRE PARTIE.

Historique et bibliographie.

Il faut arriver jusqu'à une époque bien rapprochée de la nôtre pour voir la congestion utérine pendant la grossesse nettement indiquée par les auteurs, et même encore aujourd'hui nulle monographie n'a été publiée sur ce sujet. Et d'abord, pendant des siècles la congestion utérine durant la grossesse a passé inaperçue. Hippocrate n'en dit pas un mot, et bien qu'il ait observé les règles qui surviennent quelquefois chez les femmes grosses, et qu'il ait regardé cet écoulement comme une cause d'avortement (*Malad. des femmes,* § 25), l'influence de la congestion sur sa production lui a entièrement échappé.

Celse, Arétée, Galien, Aetius, Paul d'Égine, n'en parlent nullement.

Les auteurs du moyen âge, tels que Moschion chez les Grecs, Albucasis et Avicenne chez les Arabes, Guy de Chauliac en France, n'en disent rien non plus.

Dans le XVI° siècle, on a commencé à entrevoir la congestion de l'utérus pendant la grossesse : ainsi, en Italie, J.-B. Montanus (*de Uteri affectibus in Spachius*), en parlant de la suppression des menstrues chez la femme enceinte, parle des hémorrhagies qui ont lieu quelquefois à cette époque, et rapporte à la stagnation du sang dans l'utérus plusieurs des phénomènes qui accompagnent la gestation. Il reconnaît qu'outre la pléthore générale, il peut y avoir une pléthore locale : aussi, dit-il, « pour parer à ces accidents, il faut appeler le sang loin de l'utérus, et, s'il y a trop grande abondance de ce liquide, il faut pratiquer la saignée. » Cette théorie du reste paraissait être déjà généralement reçue ; car Messarie, Mercatus et Roderic a Castro, considèrent la suppression des règles comme la cause de la pléthore, et conseillent la saignée pendant la grossesse.

En Allemagne et en Hollande, Rhodion et Rueff, qui ont publié les premiers traités d'accouchement après l'invention de l'imprimerie, ne disent rien de la congestion utérine. En France, au contraire, Fernel (*Method. medendi*, lib. II, cap. 12) fait allusion à la pléthore et ne craint pas de saigner à toutes les époques de la grossesse. Pour faire la saignée dérivative, il la pratique au bras et non au pied.

J'ai en vain parcouru les auteurs du XVIIe siècle, Guillemeau, A. Paré, L. Bourgeois, Viardel, Peu, Puzos, Portal, Saviard, pour y trouver d'autres traces de cette étude. Mauriceau est le seul auteur de ce siècle dans les œuvres duquel il soit possible de trouver quelques passages ayant rapport à la congestion de l'utérus gravide, et encore faut-il vouloir la reconnaître dans les pages auxquelles je fais allusion ; car il ne l'a nulle part désignée par son nom : c'est ainsi que, sans le savoir, il a tracé d'elle de frappants tableaux dans son *Traité des maladies des femmes grosses ;* Paris, 1722, 5e édition ; et le traitement qu'il lui opposait, bien qu'il ne s'adressât qu'à des symptômes qu'il ne savait pas rattacher à leur cause, montre combien son esprit judicieux et observateur a passé près du fait qu'il n'a malheureusement pas mis en lumière.

En effet, Mauriceau a reconnu l'influence du tempérament sanguin sur la production de l'écoulement menstruel pendant la grossesse (p. 72 et 155 du tome Ier).

Il a cru que cet écoulement pouvait être utile au fœtus quand il avait lieu chez des femmes sanguines dans les premiers mois de la gestation, parce que « l'enfant est alors trop petit pour user tout le sang qui arrive à l'utérus, et qu'il serait sans cela suffoqué » (p. 155). Mais du résultat, l'écoulement sanguin, il n'a pas remonté à la cause : la congestion utérine.

Bien plus, il a reconnu le faux travail que développent souvent, selon nous, les congestions utérines pendant la grossesse (t. Ier, p. 96), et il recommande expressément (p. 213) de ne pas conclure qu'une femme va accoucher «parce qu'on trouve l'orifice interne de la matrice dilaté pour y introduire facilement le doigt et qu'on touche même la tête de l'enfant à travers les membranes. » Dans un cas pareil, Mauriceau, s'il ne reconnaissait pas un travail à certains signes qui étaient pour lui de la plus grande importance, se bornait à ordonner «quelque simple clystère et de se tenir en repos chaudement au lit» (p. 214). Il combattait ainsi la congestion qu'il ne savait pas reconnaître, quoiqu'il en appréciât si bien les effets.

Mais c'est surtout à propos des nausées et des vomissements de la femme grosse, que Mauriceau a pour ainsi dire touché du doigt la congestion de l'utérus pendant la grossesse ; son opinion est même si nette à cet égard, qu'il a pu dire (aphor. 34) : «La simple suppression des menstrues cause quelquefois aux filles vierges des dégoûts, des nausées, des vomissements, comme il en arrive ordinairement aux femmes grosses. »

Si on rapprochait de ces paroles ce que cet auteur a écrit sur la sympathie qui existe entre l'utérus et l'estomac, on aurait presque la théorie à laquelle on doit, je crois, s'arrêter sur ce point encore si controversé des vomissements de la grossesse, celle de la congestion utérine, que M. le Dr Mattei et moi avons adoptée, et que j'ai indiquée dès le commencement de ce travail, lorsque j'ai parlé des phénomènes sympathiques que peut éveiller la souffrance de l'utérus.

Voici en effet ce que Mauriceau dit à la page 129 du tome Ier :

« Ces premiers vomissements viennent par la sympathie qui existe entre l'estomac et la matrice, à cause de la similitude de leur substance et de ce que les nerfs qui viennent s'insérer à l'orifice supérieur de l'estomac ont communication par une même continuité avec ceux qui vont à la matrice, lesquels sont portions de la sixième paire de ceux du cerveau. (L'auteur veut probablement désigner ici le pneumogastrique et le grand sympathique.) De sorte que la matrice, qui a un sentiment très-exquis à cause de sa composition membraneuse, venant à se dilater en la grossesse, en reçoit quelque douleur qui, se continuant en même temps par cette continuité de nerfs à cet orifice supérieur de l'estomac, lui cause ces nausées et ces vomissements. Mais pour faire voir que cela se fait ainsi dans les commencements, c'est que beaucoup de femmes vomissent dès les premiers jours de leur grossesse, auquel temps aussi la suppression des menstrues ne peut pas encore causer cet accident qui arrive par cette sympathie. »

Certes il est impossible, d'une part, de méconnaître la congestion utérine dans cette dilatation de la matrice que Mauriceau signale comme se produisant par le seul fait de la grossesse et comme étant douloureuse ; et d'autre part, les raisons anatomiques qu'il invoque pour confirmer la relation qu'il dit exister entre l'utérus et l'estomac rendent parfaitement compte de la sympathie de ces deux organes. Seulement il n'a pas vu le trait d'union qui enchaîne ces deux faits l'un à l'autre, je veux dire l'afflux sanguin qui se porte vers l'utérus sous l'influence de diverses causes que j'étudierai bientôt.

De Lamotte dit que « la cause la plus vraisemblable des vomissements de la grossesse est la quantité d'humeurs superflues desquelles la femme grosse regorge, par la suppression de ses ordinaires ; il faut donc les diminuer par les saignées, que l'on doit administrer selon le tempérament de la personne qui est atteinte de cette sorte de réplétion » (*Traité des accouchements naturels et non naturels*, p. 94 ; Paris, 1721).

Je ne puis me dispenser, à ce propos, de faire remarquer que Mauriceau et de Lamotte étaient d'autant plus sur la trace de la congestion utérine pendant la grossesse, qu'ils combattaient presque toutes les indispositions des femmes enceintes par les saignées, et que s'ils ont abusé de ce moyen thérapeutique, ils n'en ont pas moins retiré des succès nombreux et incontestables ; car la saignée générale est un des moyens puissants de diminuer la congestion de l'utérus pendant la grossesse.

Deventer et Smellie n'ont rien ajouté à ce que leurs devanciers avaient écrit sur cette question si importante; elle leur est même à peu près restée étrangère.

Rœderer confond encore dans une même description la pléthore et l'inflammation de la matrice.

Boerhaave disait avoir observé que «sur 10 avortements survenus spontanément dans les premiers mois de la grossesse, il y en a 9 qui arrivent à l'époque du flux menstruel» (voir Gardien, t. II, p. 228). L'influence du molimen cataménial n'avait donc pas échappé, dans ce cas, à ce grand observateur.

Levret a observé les effets fâcheux de la pléthore sur la grossesse et l'utilité d'une vie active, laborieuse, chez la femme grosse; car il dit à la page 8 de son *Essai sur l'abus des règles générales et des préjugés qui s'opposent aux progrès de l'art des accouchements* (Paris, 1768) : «Les femmes de la campagne et les gagne-deniers sont moins sujettes à la pléthore pendant la grossesse que les dames de la ville, parce qu'elles font plus d'exercice.» Mais il n'entend parler que de la pléthore générale et nullement de la pléthore utérine; encore moins semble-t-il avoir voulu parler des congestions passagères de l'utérus.

A. Petit n'a reconnu à la congestion de l'utérus d'autre influence sur la grossesse que celle que Mauriceau lui avait déjà attribuée; et encore lit-on dans le *Traité des maladies des femmes enceintes et des femmes en couches*, rédigé sur les leçons d'A. Petit par Baignères et Perral, t. 1er, p. 132 et 136 (Paris, an VII), que «cette congestion, regardée par des anatomistes comme cause des vomissements, ne peut être assez prononcée pour les produire qu'au troisième mois de la grossesse, parce que jusqu'alors l'afflux sanguin a été trop peu prononcé. A ce moment seulement, dit-il, les vomissements reconnaissent pour cause la distension de la matrice et la pléthore qui n'existait pas avant, et c'est cette pléthore qui, en distendant les vaisseaux de la matrice, les irrite et cause le vomissement par la sympathie qu'il y a entre elle et l'estomac. »

Quant aux vomissements des deux premiers mois de la grossesse, A. Petit, au dire des rédacteurs de ses leçons, les attribuait à « l'ébranlement nerveux auquel se trouve en proie la femme grosse, depuis le moment même de la conception jusqu'au jour où la pléthore utérine est assez développée pour causer elle-même les troubles digestifs » (t. Ier, p. 136 et 137).

Goubelly reconnaît chez la femme grosse « une pléthore sanguine générale qui peut se manifester soit vers la tête, soit vers la matrice » (*Connaissances nécessaires sur la grossesse*, t. Ier, p. 95 et 96; Paris, 1785). « Les fausses couches, ajoute-t-il, sont l'effet le moins connu et cependant le plus commun de cette pléthore utérine, dont les caractères sont l'état douloureux de la matrice, sa dureté, ses contractions, le ténesme vésical et l'ardeur du vagin » (p. 97).

Il est à regretter que Goubelly ait ajouté à ces signes « l'inflammation utérine, » parce qu'il confond là la métrite et la simple congestion; mais on ne peut se refuser à reconnaître qu'il a, plus que Mauriceau, fait de la congestion un état pathologique bien tranché.

C'est ainsi qu'aux pages 107 et 108 du tome Ier, il s'appuie sur trois observations qu'il vient de citer, pour dire que « le sang a beaucoup de propension à se porter vers les vaisseaux utérins dans les trois ou quatre premiers mois de la grossesse, et ce, à raison de l'habitude que la nature a de se débarrasser, tous les mois, des humeurs superflues, par cet organe plutôt que par aucun autre; que ces vaisseaux si distendus se déchireront, et laisseront infiltrer le sang utérin dans le tissu du délivre; que ce sang détachera le délivre de la matrice, et s'écoulera au dehors pour produire une perte, si on ne porte rapidement secours à la femme; que les femmes feraient beaucoup moins de fausses couches, si, du moment qu'elles ressentent des douleurs dans la matrice, elles appelaient du secours; enfin, que la saignée est le moyen le plus prompt et le plus sûr pour dissiper ces accidents, pendant les trois premiers mois de la grossesse, » comme il en donne un exemple à la page 109.

Malgré ces descriptions remarquables, Goubelly n'a encore qu'imparfaitement connu la congestion utérine; car, en reconnaissant (p. 40 et 58 du t. II) sous le nom de *suffocation de matrice,* déjà employé par ses prédécesseurs, une « pléthore nerveuse utérine, due à l'abondance du fluide nerveux que la compression des vaisseaux abdominaux par la matrice gravide fait , selon lui, arriver au cerveau ; fluide que celui-ci envoie ensuite soit sur les nerfs moteurs, soit sur les nerfs sensitifs, pour amener des contractions des fibres du corps et du col utérin ; » il montre combien étaient confuses dans son esprit ces premières notions de l'afflux que la grossesse appelle vers l'utérus.

Il faut remarquer encore que Goubelly reconnaît « la rigidité, la sensibilité, l'irritabilité des fibres musculaires du corps de la matrice, et surtout du col, comme étant la cause des vomissements nerveux de la grossesse » (p. 57 et 58, t. II), et qu'il a constaté chez les femmes atteintes de ces vomissements que « l'utérus était oblong, volumineux, aussi dur que s'il eût été squirrheux, et qu'il conservait, pendant tout le temps des vomissements, cet état de spasme » (p. 149 et 153, t. Ier).

C'est en effet une nouvelle preuve que s'il n'a pas reconnu la congestion sanguine qui se manifeste alors vers l'utérus comme étant la cause de ces symptômes, il n'en est pas moins vrai de dire qu'il a noté l'exagération de la vitalité de l'utérus chez les femmes enceintes , poursuivies par ces accidents.

Chambon a encore ajouté quelque chose à ce qu'on savait alors de la congestion utérine pendant la grossesse. Il dit, à la page 218 du tome Ier de son livre sur les *Maladies des femmes pendant la grossesse* (Paris, an VII): « la grossesse est peut-être capable d'occasionner une pléthore générale ou locale. » Il rappelle même à ce propos qu'une femme observée par Deventer (1) n'avait jamais ses règles

---

(1) Chap. 15.

que lorsqu'elle était enceinte, tant la gestation développe un afflux sanguin vers l'utérus.

A l'instar de Mauriceau, Chambon ne considère pas l'écoulement des règles pendant la grossesse comme une cause d'avortement, à moins qu'il ne soit excessif.

Il le regarde au contraire (p. 221, t. 1er) « comme un événement heureux, puisque l'utérus se débarrasse, par ce moyen, du sang qui le surcharge, et que la quantité des liquides qui s'écoule n'est que le superflu. »

Pour lui, en effet, on doit plutôt craindre l'avortement quand la femme ne perd pas de sang pendant les premiers mois de la grossesse, parce qu'elle est alors sous le coup d'une pléthore générale et locale ; aussi la saignée est-elle le meilleur moyen qui lui semble devoir être employé dans ce cas.

Chambon a encore reconnu que la pléthore pouvait être la cause des goûts dépravés (p. 137 et 139) et des vomissements des femmes enceintes (p. 147), et il recommande encore contre eux les émissions sanguines.

Vigarous a remarqué que la suppression des menstrues rendait plus pénible la grossesse des femmes abondamment réglées pendant l'état de vacuité, et qu'elle n'amenait au contraire que très-peu de dérangements dans la santé de celles dont l'écoulement menstruel était ordinairement très-peu abondant (*Cours élémentaire des maladies des femmes*, t. II, p. 127 ; Paris, an X) ; il attribue la cause des nausées et des vomissements de la femme enceinte « à la distension extraordinaire des parois de la matrice ou au sang qui y abonde » (p. 128). Il fait aussi observer que les femmes qui continuent à être réglées pendant leur grossesse ne souffrent ni nausées ni vomissements, et ce qui prouve que c'était bien à la pléthore locale qu'il attribuait ces malaises, quoiqu'il ne soit pas bien explicite à cet égard, c'est qu'il recommande de leur opposer pour traitement la saignée, en disant qu'elle « est indiquée par la connaissance de la cause de ces accidents (p. 128 et 129), c'est-à-dire la suppression des menstrues et la redondance du sang. »

J.-L. Baudelocque ne fait pas même mention de la congestion utérine (*l'Art des accouchements;* Paris, 1807), et il ne rappelle même pas les connaissances acquises sur ce point à la science par les observateurs que nous venons de citer.

Gardien est un des auteurs de ce siècle qui s'est le plus arrêté sur les phénomènes de la pléthore utérine pendant la grossesse, mais il l'envisage « comme n'étant qu'un effet secondaire de l'exaltation des propriétés vitales de l'utérus » (*Traité complet d'accouchements,* t. II, p. 2; Paris, 1824). Gardien me paraît trop absolu sur ce point; car, s'il est vrai que certaines causes, comme le coït, une maladie de matrice, une chute ou des coups portés sur le ventre, peuvent être le point de départ d'une congestion utérine, il n'est pas moins évident non plus que certaines dispositions idiosyncrasiques, et surtout les congestions cataméniales, appellent vers la matrice un afflux sanguin considérable, sans que sa susceptibilité nerveuse paraisse d'abord mise en jeu.

Gardien regarde la pléthore générale ou locale comme pouvant causer l'avortement, et la pléthore locale est même, selon lui, beaucoup plus fâcheuse que la pléthore générale (t. II, p. 118).

Il recommande la saignée pour « éviter l'avortement chez les femmes pléthoriques qui vivent splendidement et mènent une vie indolente. Ces moyens, ajoute-t-il, font cesser le travail, même lorsque le col est déjà entr'ouvert et de la largeur d'un écu de 3 livres » (page 118).

Il ajoute même que « l'avortement est plus à craindre lorsque le sang ne s'écoule pas au dehors, parce qu'il décolle alors le placenta et expose à de très-graves hémorrhagies » (p. 118).

Il dit ailleurs que « les dérangements digestifs ne peuvent être regardés comme causés par la pléthore dans les premiers temps de la grossesse, puisqu'ils se présentent quelquefois avant l'époque même où les règles ont manqué pour la première fois d'apparaître, et que quelquefois ils coexistent avec de la pâleur et de la faiblesse générales » (tome II, page 33).

« On doit les rapporter, dit-il, à un état de spasme dont l'invasion chez la femme se fait à un moment très-rapproché de celui de l'imprégnation » (p. 32).

C'était du reste aussi l'opinion d'A. Petit, comme nous l'avons déjà vu ; et, comme A. Petit aussi, Gardien admet « qu'au bout de deux ou trois mois la pléthore utérine peut développer ces accidents, si d'ailleurs la femme est naturellement sanguine, son pouls plus plein, plus fort » (page 33).

Gardien regarde le pica comme « étant causé par le surcroît de vitalité que reçoit l'utérus pendant la gestation, plutôt que par la pléthore » (p. 42) ; et, contrairement à Roderic a Castro et à Mercatus, « je crois, ajoute-t-il, que cette névrose de la digestion arrive plus fréquemment chez les femmes pâles, dont la physionomie est décomposée, les yeux caves et cernés ; les filles chlorotiques y sont très-sujettes » (tome II, page 41).

Il est à remarquer que sur ce point Gardien pense absolument comme plusieurs auteurs actuels, et notamment comme M. Cazeaux.

A la page 46, Gardien répète encore que « les vomissements ne peuvent être attribués qu'à l'irritabilité qui s'établit vers la matrice ou à la pléthore utérine qui survient à la suite de la suppression des règles ; » et il rejette encore une fois cette dernière théorie pour admettre la première. Voici sur quoi il base son opinion : « Ces accidents, dit-il, arrivent quelquefois même avant l'époque où les règles devraient paraître, si la femme n'était pas gravide. » Cette objection, qui peut paraître irréfutable au premier abord, tombera d'elle-même lorsque j'énumérerai les causes bien plus nombreuses qu'on ne le pense de la congestion de l'utérus à partir du moment de la fécondation, en dehors même de la congestion cataméniale. Cependant il est resté encore un peu de doute à ce sujet dans l'esprit de Gardien ; car, quoique ce soit surtout à l'exaltation des propriétés vitales de la matrice plutôt qu'à la pléthore utérine qu'il ait rapporté les malaises de la grossesse, il veut bien admettre que «certains phénomènes semblent favoriser l'opinion contraire. Les animaux, dit-il, qui n'ont pas de menstrues et les femmes qui continuent d'être réglées pendant leur grossesse ne présentent pas ces accidents, tandis que les femmes sanguines qui ont habituellement des règles abondantes en sont plus tourmentées quand elles sont grosses. » (Tome II, page 46.)

Enfin Gardien nie que la congestion cataméniale « puisse être regardée comme la cause efficiente de l'accouchement. »

Pas plus que Gardien, nous ne prétendons regarder la congestion cataméniale comme étant la cause unique de l'établissement du travail; mais nous ne pouvons pas nous résoudre non plus à croire qu'elle ne vienne souvent ajouter sa propre incitation à celles qu'éprouve alors l'utérus; et mes propres observations, comme celles beaucoup plus nombreuses de M. Mattei, ne nous permettent plus de douter que l'expulsion du produit ne se fasse à une époque cataméniale bien plus souvent qu'à tout autre moment; je citerai bientôt des chiffres qui prouvent d'une manière incontestable ce que j'avance ici.

Mme Lachapelle a fortement insisté sur le *molimen hæmorrhagicum,* auquel aboutissent la plupart des causes prédisposantes et occasionnelles de l'avortement, avant de mettre les contractions de la matrice en jeu (1).

On trouve dans le *Traité des hémorrhagies internes de l'utérus* de A.-C. Baudelocque un grand nombre d'observations qui témoignent de l'existence des congestions cataméniales survenues pendant la grossesse, et que cet auteur a parfaitement constatées. Je citerai entre autres les 38°, 61°, 67° et 79° observations, où l'on voit notés avec le plus grand soin les divers symptômes qu'accusaient alors les femmes : douleurs de reins, pesanteur dans le bas-ventre, gêne,

---

(1) Voir M. Velpeau, *Traité d'accouchemennts,* t. I, p. 398.

tension, sensibilité dans la région hypogastrique, coliques analogues à celles de la menstruation.

A.-C. Baudelocque a aussi fait la remarque que la congestion utérine se rencontre bien plus fréquemment chez les femmes qui ont des règles abondantes et accompagnées de coliques (p. 129, *ibid.*). Du reste ces faits ne sont plus douteux aujourd'hui : tous les praticiens les ont observés, et je n'aurai pour ainsi dire pas besoin d'y insister lorsque je parlerai de l'influence du molimen cataménial sur la production des congestions de l'utérus gravide.

M. Velpeau, tout en pensant comme Mme Lachapelle, et tout en faisant remarquer que Desormeaux a dit avec raison : « L'avortement est fréquemment précédé d'un état de congestion irritative de l'utérus, d'un mouvement fébrile général, de l'ensemble des symptômes qui constituent le *molimen hœmorrhagicum*, » ajoute cette restriction, que nous adoptons avec cet illustre maître : «Mais on a eu tort d'en faire la cause primitive de toutes les fausses couches. » (*Traité d'accouchements*, t. Ier, p. 398, 399.)

M. Velpeau combat aussi l'opinion des auteurs qui ont reconnu aux époques cataméniales une influence sur le moment de l'accouchement. Voici, en effet, ce qu'il a dit à la page 436 du tome Ier : «C'est au nisus périodique de chaque époque menstruelle que Stœinzel et d'autres ont rapporté la cause occasionnelle de l'accouchement ; mais, en premier lieu, on rencontre beaucoup de femmes enceintes chez lesquelles l'habitude de la menstruation ne se fait aucunement apercevoir. Ensuite les besoins de l'habitude se font ressentir avec d'autant plus de force qu'on se rapproche davantage de l'instant où on a cessé de les satisfaire ; or, dans l'hypothèse de Stœinzel, on remarque précisément le contraire.

J'admettrai bien, avec M. Velpeau, que c'est surtout dans les premiers mois de la grossesse qu'on voit se produire, chez un certain nombre de femmes, la persistance de l'écoulement menstruel et le plus grand nombre des avortements ; les raisons qu'il invoque rendent du reste parfaitement compte de la plus grande fréquence de ces faits dans les premiers temps de la grossesse. Mais je crois pouvoir dire aussi que, si la congestion utérine n'amène pas plus souvent encore à cette époque l'expulsion du produit, c'est que le travail préparateur de l'accouchement n'est pas fait; tandis qu'au neuvième mois, le molimen cataménial, trouvant le segment inférieur de l'utérus aminci, le col ramolli, effacé et entr'ouvert, suffit pour éveiller les contractions de la matrice et déterminer l'accouchement.

Du reste, je ne vois pas pourquoi un phénomène physiologique, dont personne ne conteste plus la persistance pendant la grossesse, pourrait être une cause d'avortement, comme l'admettent presque tous les auteurs, et ne pourrait avoir une certaine influence sur l'accouchement à terme, comme l'a écrit Gardien, et comme le professent MM. Velpeau et Jacquemier.

Quoi qu'il en soit, si M. Velpeau ne reconnaît pas aux congestions cataméniales de l'utérus, pendant la grossesse, toute l'importance que d'autres auteurs lui reconnaissent, et que, pour notre part, nous lui attribuons sans réserve, l'illustre professeur ne met pas leur existence en doute; il pense même qu'elles ont une très-grande influence sur la production des convulsions chez les femmes grosses.

« Que ce soit, dit-il, sous l'influence de ce molimen ou de toute autre manière, toujours est-il que, dans les deux derniers mois surtout, l'utérus devient le siége d'un frémissement parfois assez douloureux aux époques des règles, et que cet état est fréquemment accompagné des prodromes de l'éclampsie. C'est un fait que j'ai constaté plusieurs fois, et que Chaussier (1) avait déjà signalé. Baudelocque (2) parle également d'une femme dont les attaques correspondaient toujours à une époque menstruelle. » (T. II, p. 131.)

---

(1) *Des Convulsions des femmes enceintes.*
(2) Voir Gardien, *Traité complet d'accouchements*, t. II, p. 404 et 405.

M. Moreau a signalé dans son traité des accouchements que la pléthore, «lorsqu'elle se manifeste du côté de l'abdomen chez les femmes enceintes, se manifeste surtout aux époques qui coïncident avec la durée ordinaire des règles ou sous l'influence des causes physiques ou morales» (t. I, p. 559).

L'éminent professeur dit même que «la congestion utérine est nécessaire pour amener ces règles, comme la pléthore ou la congestion vers un organe sécréteur est nécessaire pour amener la sécrétion (t. I, p. 474), et il cite à l'appui de cette opinion les noms considérables de Vieussens et de Verheyen.

M. Jacquemier est celui des auteurs contemporains dont l'attention s'est le plus portée sur ce grand fait de la congestion dont l'utérus est le siége pendant la grossesse, et qui lui attribue une influence non douteuse sur la plupart des accidents qui viennent enrayer la santé de la femme enceinte et l'exposent à l'avortement. C'est ainsi que dans son *Manuel des accouchements*, 1846, on lit à la page 454 du tome Ier : «La pléthore utérine précède le travail de l'avortement et en est souvent la cause déterminante.

«Toutes les femmes grosses ne sont pas également prédisposées aux congestions utérines. Comme prédispositions antérieures à la grossesse, ajoute-t-il, on peut citer la prédominance du système vasculaire chez les femmes fortes et abondamment réglées, les dispositions originelles et acquises aux congestions utérines ; mais l'état de grossesse en produit encore de nouvelles. L'utérus pendant la grossesse est en effet un organe beaucoup plus vasculaire qu'avant... L'hyperémie active dont il devient le siége et qui a pour but son accroissement ; la formation de la caduque et le développement de l'œuf est une prédisposition aussi évidente que les précédentes aux congestions utérines. On peut en dire autant de la suppression de la menstruation, dont on aperçoit encore les phénomènes généraux chez beaucoup de femmes pendant les trois ou quatre premiers mois de la grossesse. Aussi tous les praticiens ont-ils remarqué que l'hémorrhagie utérine et l'avortement sont très-fréquents aux époques correspondantes à la menstruation, surtout chez les femmes qui sont abondamment réglées. »

Ce tableau des causes prédisposantes de la congestion de l'utérus gravide est le plus exact et le plus complet qu'on ait fait jusqu'à ce jour.

M. Jacquemier reconnaît aussi au tempérament lymphatique une prédisposition aux congestions utérines, et il donne de ce fait l'explication suivante : « L'état d'atonie des tissus est extrêmement favorable aux congestions locales passives, surtout dans les organes vasculaires comme l'utérus, dont la circulation repose en partie sur la contractilité de ses fibres » (t. Ier, p. 455).

M. Jacquemier nie, comme Gardien et comme M. Velpeau, « que l'époque de l'accouchement soit favorisée par l'époque menstruelle, quoiqu'il semble démontré par les observations de Stark, Carus, Mende et Merriman, que le terme de la parturition coïncide avec le retour du dixième retour menstruel. »

Selon lui, on ne pourrait « tirer de là, quand même cette coïncidence serait réelle, que cette induction que l'utérus offre deux espèces de retour périodique fixes ou peu variables, l'un propre à l'état de vacuité, l'autre à l'état de plénitude, mais essentiellement différents soit par le type, soit par les caractères, car les prodromes de l'accouchement sont tout à fait différents de ceux de l'écoulement menstruel » (p. 514).

Tout en respectant l'opinion personnelle de M. Jacquemier, je ne peux la partager, et j'espère démontrer l'influence, qu'il dénie, de l'époque cataméniale sur le moment de l'accouchement.

M. Jacquemier fait aussi observer que « souvent la pléthore est plus intense dans l'utérus que dans les autres portions du système vasculaire. Fréquemment, sous l'influence de prédispositions et de causes locales, ajoute-t-il, cet organe se congestionne sans qu'il y ait plénitude générale et même lorsqu'il semble exister un état opposé de l'économie. » (T. Ier, p. 337.)

C'est du reste une opinion acceptée déjà par Gardien, que

MM. Cazeaux et Chailly admettent sans réserve, et que M. Mattei et moi admettons aussi.

M. Chailly-Honoré est le seul auteur qui a consacré un article spécial à la congestion de l'utérus pendant la grossesse sous le titre de *Pléthore utérine*. Il regarde la chloro-anémie et surtout l'état nerveux et l'albuminurie comme une de ses causes les plus fréquentes ; viennent ensuite, au dire de cet auteur, certaines causes spéciales, - telles que le molimen menstruel, le molimen hémorrhoïdaire, le coït trop répété, etc. La congestion de l'utérus prédispose aussi, selon M. Chailly, aux avortements; mais il ne fait aucune mention de son influence sur l'accouchement lui-même (*Traité des accouchements*, p. 149).

M. Cazeaux a résumé en quelques lignes comprises dans un chapitre traitant des altérations du sang (*Traité des accouchements*, 1858) ce qu'il croit devoir dire de la congestion utérine. « Il existe, dit cet auteur, depuis le commencement de la conception jusqu'à l'accouchement, un organe qui semble concentrer en lui toute vitalité, et qui constitue un véritable centre de fluxion vers lequel viennent converger tous les troubles de l'organisme : c'est l'utérus. La congestion qui se fait alors dans la matrice, et le développement énorme des vaisseaux utérins, les connexions plus ou moins intimes qu'ils ont contractées avec ceux du fœtus, font assez comprendre tout le danger d'un afflux trop considérable de liquides. » (P. 282.)

Ces congestions utérines, que M. Cazeaux regarde comme pouvant devenir « la cause d'hémorrhagies fatales à l'enfant, se manifestent plus souvent, selon lui, chez les femmes faibles et anémiques qu'à la suite de la pléthore générale » (p. 283); et il est, sur ce point, en parfait accord avec M. Jacquemier.

M. Cazeaux reconnaît aussi « qu'elles se manifestent presque toujours au retour des époques des règles, comme si la périodicité menstruelle entretenait, à cette époque, dans l'utérus une vitalité plus active » (p. 283). Ce qui ne semble pas démontré à M. Cazeaux ne saurait être, il me semble, l'objet d'un doute.

Cet auteur donne aussi le diagnostic et le traitement des congestions utérines. Il dit même qu'elles peuvent devenir la cause d'une hémorrhagie ou d'un avortement ; mais la diminution notable des globules et de l'albumine du sang qui se rencontre chez les femmes grosses, et dont M. Cazeaux tient un si grand compte, lui paraît devoir, encore plus souvent que l'afflux d'une masse de sang considérable, être accusée d'avoir produit ces accidents (p. 283).

Je ne nie pas que la chloro-anémie des femmes enceintes puisse donner lieu aux troubles fonctionnels que cite M. Cazeaux, p. 285: « céphalalgie, étourdissements, vertiges, tintements d'oreille, dyspnée, palpitations, » comme elle les produit dans l'état de vacuité. J'admettrai même qu'elle peut prédisposer aux hémorrhagies utérines, et par suite à l'avortement ; mais que ses symptômes se confondent avec ceux de la congestion utérine ; que tout ce qu'on rapporte à la pléthore locale puisse beaucoup plus souvent être rapporté à la chloro-anémie, c'est ce que je ne saurais accepter.

Dans son chapitre sur l'avortement, M. Cazeaux cite une observation qui témoigne sans aucun doute d'une congestion utérine, et dans laquelle ce diagnostic ne paraît pas avoir été porté cependant : « Je fus consulté, dit-il, en septembre 1845, par une jeune dame évidemment enceinte de cinq à six mois, et chez laquelle son médecin avait soupçonné un engorgement inflammatoire du corps de la matrice ; pendant le troisième et le quatrième mois, ce collègue crut devoir appliquer deux fois 15 sangsues sur le col même de l'utérus ; non-seulement cette application n'a été suivie d'aucun accident, mais la malade a paru débarrassée des embarras et de la douleur qu'elle éprouvait dans le bas-ventre. »

M. Bouchut (*Traité pratique des maladies des nouveau-nés*, p. 5) fait observer que l'influence de la pléthore sur la grossesse n'a pas encore été étudiée ; il ne fait lui-même qu'effleurer cette question, qui ne touche du reste que fort peu au sujet qu'il traite. Je crois cependant devoir reproduire le passage de cet excellent observateur auquel je fais allusion, à cause d'un accident particulier qui, selon lui, peut être attribué à la congestion utérine pendant la gestation : « Les médecins reconnaissent volontiers les accidents de pléthore qui surviennent dans le cours de la grossesse. Cette disposition est d'ailleurs caractérisée par des symptômes tellement tranchés, qu'il est impossible de la méconnaître ; mais ce qui est moins connu, c'est l'influence de la pléthore sur le produit de la conception. Dans cet état, l'utérus est fortement contracté, et presse davantage sur le fœtus, dont les membres sont quelquefois, en raison de cette contraction, maintenus dans une position vicieuse. Il en résulte un grand nombre de *difformités congénitales*, qu'il est peut-être facile de prévenir par la saignée. En effet les femmes accusent presque toujours, après cette petite opération, un bien-être particulier ; et la plupart assurent que, sous son influence, les mouvements de l'enfant sont devenus plus fréquents, plus vifs, et en quelque sorte plus faciles. S'il en est ainsi, il faut convenir que la pléthore a non-seulement des inconvénients pour les mères, mais encore pour l'enfant qui est renfermé dans leur sein. » M. J. Guérin du reste avait déjà rattaché les difformités congénitales à la contraction de l'utérus pendant la grossesse (mémoire sur les pieds-bots congénitaux, 1838).

En résumé, la question de la congestion utérine pendant la grossesse a passé par un certain nombre de phases, que je puis établir ainsi :

Dans une première période, qui s'étend des premiers temps de la médecine au moyen âge, elle est restée inconnue.

Dans une seconde période, qui va du moyen âge au XVIIe siècle, on considère la suppression des règles comme la source d'une pléthore générale à laquelle on rattache les principaux phénomènes pathologiques de la grossesse ; mais on ne parle pas encore de la pléthore locale.

Dans le XVIIe siècle, Mauriceau décrit les symptômes de la congestion sans la reconnaître, et il la combat avec succès par la saignée.

Le XVIIIe siècle n'a rien ajouté à ce que Mauriceau avait dit; tout au contraire, les auteurs de cette époque ont négligé ce point important de l'obstétrique. Ce n'est que dans ces dernières années que plusieurs éminents observateurs ont étendu le champ de cette question, bien qu'ils se soient quelquefois mépris sur l'interprétation des phénomènes par lesquels se traduisait la congestion utérine, et qu'ils aient rattaché les mêmes phénomènes tantôt à la pléthore sanguine, et tantôt à la *pléthore nerveuse* de la matrice.

Au commencement de ce siècle, la congestion utérine est retombée dans l'oubli où elle était restée si longtemps, et il faut arriver jusqu'à nos contemporains pour la voir étudiée de nouveau.

Cette fois on l'admet, mais on la confond avec la pléthore locale; on la considère comme pouvant être une cause d'hémorrhagie et d'avortement; mais on sait peu dans quelles conditions elle se développe de préférence, et on semble ignorer même un certain nombre des influences si diverses qui peuvent lui donner naissance. On n'admet qu'avec une certaine réserve la persistance des congestions cataméniales pendant la grossesse. Presque tous les auteurs refusent de reconnaître qu'elles puissent contribuer à déterminer le moment de l'accouchement; enfin, malgré l'autorité d'illustres auteurs contemporains, qui du reste n'apportent peut-être pas sur ces différents points une assertion bien formelle, la question à laquelle je vais consacrer mon travail ne me paraît encore qu'imparfaitement éclairée.

Voilà où en était la question de la congestion utérine pendant la grossesse avant les travaux de M. Mattei; et si j'ai extrait textuellement des auteurs que j'ai cités tout ou à peu près tout ce que j'ai pu trouver qui présentât plus ou moins de rapports avec le sujet que je traite, c'est que j'ai voulu prouver combien ce praticien y a ajouté depuis quelques années.

Pour moi j'emprunterai, en grande partie, à ce savant professeur, les résultats de ses observations et de sa pratique; et ceux qui voudraient se rendre un compte fidèle des éléments si nombreux que j'ai puisés dans ses leçons et dans ses livres pour la composition de cette thèse, pourront consulter surtout son *Essai sur l'accouchement physiologique*, le mémoire qu'il a lu l'année dernière devant l'Académie de Médecine, et intitulé : *de Plusieurs points d'obstétrique où les faits, n'étant pas en harmonie avec les principes généralement reçus, demandent de nouvelles études*, et enfin les observations cliniques qu'il publie depuis plusieurs mois dans la *Revue médicale* et dans le *Courrier médical.* Ils verront ainsi à la fois tout ce qui revient au maître et ce qui revient à l'élève.

DEUXIÈME PARTIE.

De la congestion utérine pendant la grossesse, considérée au point de vue physiologique.

La congestion de l'utérus pendant la grossesse est un fait physiologique par excellence, et s'il fallait en croire l'opinion des anciens et même encore des auteurs du commencement de ce siècle, c'est dans la suppression des menstrues qu'il faudrait voir la cause unique de ce qu'ils appelaient la *pléthore générale* et la *pléthore locale* chez la femme enceinte.

Mais, comme l'a fort bien démontré Lobb (1), la quantité de sang que perd la femme à chaque époque cataméniale pouvant être estimée à 7 onces environ (214 grammes), l'accumulation sanguine qui se fait dans la matrice gravide, sous l'influence des neuf afflux cataméniaux de la grossesse, ne peut être évaluée qu'à 63 onces (2,016 gr.). Or, le poids du fœtus et de ses annexes à terme dépassant de beau-

---

(1) Voir Fabre, *Dictionn. des dict. de médecine*, art. *Grossesse*, p. 493

coup ce chiffre, ce n'est pas dans les suppressions menstruelles qu'on doit rechercher la cause de la *pléthore locale*. Ce calcul de Lobb aurait même dû lui faire prévoir pourquoi la suppression menstruelle ne saurait être une cause de *pléthore générale* et combien la somme des matériaux organiques qu'absorbe le fœtus expose au contraire la femme à l'anémie. Les recherches modernes ont maintenant mis hors de doute ce fait, qu'Hippocrate lui-même avait déjà observé (voir *Maladies des femmes*, livre 1ᵉʳ, aph. 34, et livre *de la Superfétation*, § 17).

Il faut donc de toute nécessité, puisqu'on ne saurait contester la pléthore locale, et que M. Mattei et moi l'admettons aussi comme étant intimement liée à l'état de grossesse, que nous lui reconnaissions une étiologie autre que la suppression menstruelle, et voici les principales causes auxquelles elle doit être attribuée.

En première ligne, je place la présence dans l'utérus de l'œuf fécondé, et ce fait ne me paraît rien plus qu'obligé et incontestable tout à la fois. En effet, à peine l'œuf est-il arrivé dans la cavité utérine, que la matrice, ainsi que les organes génitaux, acquiert une vitalité plus active ; le sang y afflue en plus grande quantité, et la congestion dont l'utérus, en particulier, devient le siége, est en outre favorisée par certaines dispositions nouvelles que prennent les vaisseaux de cet organe. C'est ainsi que la dilatation considérable des veines et la forme flexueuse que prennent les artères, jointe à l'allongement de ces canaux vasculaires, ralentit considérablement la marche du liquide sanguin dans la matrice, pendant que l'œuf lui-même y appelle un afflux considérable. Cet afflux sanguin devient à son tour la condition indispensable à l'existence de l'être nouveau ; et c'est là un ensemble de faits inséparables, physiologiquement nécessaires l'un à l'autre, relevant tous du séjour de l'œuf dans l'utérus, et qui ne peuvent qu'aboutir à un même résultat commun : entretenir sans cesse un état congestif de l'organe maternel. Du reste, cette congestion est si générale, qu'elle atteint rapidement les vaisseaux du col utérin et ceux du vagin lui-même, et

M. Jacquemin a pu faire de la turgescence et de la couleur violacée de ces organes un des signes révélateurs de la grossesse à son début, tant est physiologique cette congestion des organes génitaux dès les premiers temps de la gestation.

La station verticale à laquelle est soumise l'espèce humaine est encore une des causes physiologiques les plus incontestables de la pléthore locale chez la femme enceinte, et je ne doute pas, pour ma part, que ce ne soit même là une des meilleures raisons qu'on puisse invoquer pour expliquer cette différence si tranchée dans la manière dont, en général, la femme et les autres mammifères supportent la gestation.

En effet, le seul fait des lois de la pesanteur implique l'appel d'un afflux sanguin plus considérable chez la femme, dont le grand axe de l'utérus est vertical pendant la station, que chez les animaux, où il est horizontal, et avec cet afflux plus considérable, quoi de plus naturel que des symptômes plus tranchés de congestion utérine.

Bien plus, un nouvel afflux sanguin se développe chaque mois vers la matrice chez la femme enceinte, comme il s'y développait à l'état de vacuité, et je trouve encore dans cette congestion si physiologique un argument tout puissant à l'appui de ce que j'avance ici. Mais ce fait, qui n'est peut-être pas encore universellement admis et dont l'importance est si grande, prêtera ailleurs à des considérations d'une plus grande valeur encore, et je me bornerai à rappeler ici que les opinions émises sur ce point par MM. Velpeau, Moreau, Chailly-Honoré, Cazeaux et Jacquemier, opinions que j'ai reproduites plus haut, ne permettent plus de douter de son existence.

Quoi qu'il en soit, une nouvelle congestion venant s'ajouter chaque mois à la pléthore déjà existante de l'utérus chez la femme l'augmente d'autant, tandis que, un molimen semblable faisant défaut chez tous les autres mammifères, les symptômes et les accidents que peut faire naître la congestion n'ont pas lieu de se produire chez eux.

Cette distinction n'avait pas échappé à Mauriceau, car il dit dans son 10e aphorisme sur les accouchements : « Les femmes sont le plus

souvent malades quand elles sont grosses, à cause de la suppression
de leurs menstrues; mais, au contraire, la plupart des animaux qui
n'ont pas de menstrues paraissent presque toujours en bonne santé
durant qu'ils portent leurs petits au ventre. »

Mais ce qui constituait uniquement cette différence aux yeux de
Mauriceau, c'était chez la femme l'accumulation sanguine, résultat
de la suppression d'une fonction habituelle, tandis qu'elle réside surtout, à mon sens, dans la congestion qui est la conséquence du molimen cataménial.

Si j'ajoute à cela que l'utérus de la femme est obligé, pendant les
premiers mois de la grossesse, de se développer dans le petit bassin,
où il est comme enclavé, et où il doit acquérir un volume déjà considérable malgré la résistance que lui opposent les os inflexibles de
la cavité pelvienne, tandis que chez les autres mammifères la matrice
est hors du bassin, repose mollement sur les parois abdominales, et
peut se développer à son aise au milieu de la cavité souple et exten-
sible où il est placé; j'aurai là un faisceau de données physiologiques
suffisant, il me semble, pour prouver que la congestion utérine ne
peut pas ne point exister pendant la gestation, et qu'elle doit nécessairement se révéler d'une tout autre manière chez la femme et chez
les animaux.

Chez l'une, en effet, on pourra voir se produire tous les accidents
auxquels peur donner lieu la congestion des organes du petit bassin,
dont la circulation veineuse sera rendue difficile par l'utérus considérablement augmenté de volume : constipation, troubles de l'ex-
crétion urinaire, leucorrhée, varices des parties génitales externes
ou des membres inférieurs, hémorrhoïdes; tandis que, chez les
autres, la cause première de ces accidents n'existant pas, ils n'au-
ront pas lieu de se produire.

Telle est, en résumé, la part que l'on doit, je pense, faire à la
pléthore locale dans l'histoire de la congestion utérine pendant la
grossesse, et telles sont les causes principales auxquelles on doit la
rapporter. Je pourrais, il est vrai, y ajouter certaines causes pré-

.disposantes, telles que le tempérament nerveux ou sanguin, etc.; mais je préfère ne les énumérer que lorsque jetraiterai des causes physiologiques de la congestion utérine, dont elles favorisent souvent aussi le développement.

TROISIÈME PARTIE.

De la congestion utérine pendant la grossesse, considérée au point de vue pathologique.

Dès que la congestion utérine, ce phénomène physiologique par excellence de la grossesse, se révèle à la femme enceinte et au médecin par un certain groupe de symptômes organopathiques, elle devient du domaine de la pathologie, et il faut dès lors lui reconnaître une étiologie, un pronostic, un traitement, etc. etc.

Je viens de dire quelles sont les causes qui rendent tout naturellement compte de la congestion physiologique de l'utérus pendant la grossesse, mais je dois dire aussi qu'elles peuvent, dans certains cas, contribuer à faire de cette congestion un état morbide, surtout si elles se joignent à quelques autres causes physiologiques que je vais étudier, et qui agissent plutôt en entretenant vers l'utérus une pléthore permanente qu'en y appelant des congestions passagères. Parmi ces dernières, les unes sont des causes prédisposantes, les autres sont des causes déterminantes.

CAUSES PRÉDISPOSANTES.

A. *Physiologiques.*

1°. La première et la plus importante de toutes, c'est la *pléthore locale physiologique* elle-même. Est-il possible en effet de douter

que la masse si considérable du sang que la grossesse appelle dans
la matrice, comme je viens de le démontrer, ne prédispose de la
manière la plus puissante cet organe à ressentir aussi vivement que
possible toute nouvelle influence congestive ?

2° La chloro-anémie de la grossesse est regardée par M. Cazeaux
comme la cause la plus fréquente des congestions utérines (*Traité
d'accouchements*, p. 282). «En effet, dit cet auteur, la congestion,
qui, chez la chlorotique, a lieu vers la tête ou la poitrine, s'opère
dans la matrice chez la femme grosse (p. 282), et les congestions
utérines, qu'on considère avec raison, dans quelques cas, comme la
suite de la pléthore générale, je les ai observées bien plus souvent
chez les femmes faibles et anémiques.» J'ai déjà dit, dans la partie
historique de ce travail, ce que M. Mattei et moi nous pensons de
cette opinion de M. Cazeaux ; je n'y reviendrai donc pas, et je me
bornerai à dire que si elle ne me semble pas devoir être acceptée
d'une manière absolue, elle est justement regardée comme étant,
dans un certain nombre de cas, d'accord avec l'observation.

3° On pourrait dire à la rigueur que tous les tempéraments prédisposent à la congestion de l'utérus pendant la grossesse ; seulement il faut se hâter de dire qu'ils y prédisposent inégalement et
d'une manière toute différente.

Le tempérament sanguin et le tempérament nerveux sont ceux
qui prédisposent le plus à cette congestion ; mais il me serait difficile de dire lequel des deux a le plus d'influence sur sa production,
et je ne pourrais appuyer sur aucune donnée statistique ce que j'af-
firmerais à cet égard. Je me borne donc à rappeler que l'opinion
des auteurs est partagée à ce sujet, sans me ranger moi-même d'un
côté plutôt que de l'autre. Quoi qu'il en soit, le tempérament sanguin prédisposant beaucoup aux congestions des organes splanchniques, il est tout simple que l'utérus, dont la vitalité est si fortement mise en jeu pendant la grossesse, éprouve comme tout autre
organe, et plus même que tout autre, les atteintes d'une hyperémie

5

congestive chez une femme prédisposée par son tempérament aux congestions.

Le tempérament nerveux, à cause de l'excitabilité si grande sous la dépendance de laquelle il tient certaines femmes, fait facilement comprendre comment les émotions peuvent contribuer à amener une hyperémie notable de l'utérus, qui, ayant acquis une grande vitalité pendant la grossesse, a acquis aussi une manière de sentir beaucoup plus développée que dans l'état de vacuité (voyez obs. D du Dr Mattei). De là cette prédisposition des femmes nerveuses à ressentir très-vivement les atteintes des phénomènes dits *sympathiques* de la grossesse, phénomènes qui ne sont qu'une manifestation de la souffrance de l'utérus congestionné, et qui peuvent consister en une foule de troubles si divers du système nerveux, comme je l'ai indiqué plus haut.

Je crois pouvoir avancer, en terminant, que le tempérament nerveux prédispose autant les femmes de la ville à la congestion utérine que le tempérament sanguin y prédispose les femmes de la campagne ; c'est du moins ce que semblent prouver les observations de M. le Dr Mattei et celles que j'ai pu faire moi-même.

Le tempérament lymphatique expose aussi les femmes aux congestions utérines, et nous avons vu l'explication qu'en donne M. Jacquemier.

Quant au tempérament bilieux, le développement excessif des veines, dont il s'accompagne d'habitude, peut aussi prédisposer aux stases sanguines, et, s'il en est ainsi, on conçoit combien l'utérus y doit être exposé pendant la gestation, où tout son système vasculaire prend un si grand mouvement.

4° Il n'est pas jusqu'à certaines dispositions idiosyncrasiques ou héréditaires, telles qu'on en voit dans certaines familles, où la mère transmet à sa fille de fâcheuses prédispositions, que celle-ci transmettra à son tour à ses enfants, qui ne puissent avoir quelque influence sur la production de la congestion utérine chez la femme grosse.

Je citerai ensuite comme prédisposant à la congestion de l'utérus :

5° Les professions qui forcent les femmes à travailler debout, et qui exigent de leur part une certaine somme d'efforts (repasseuses, blanchisseuses, cuisinières), les promenades trop longues, la danse ou l'équitation, et par contre aussi la vie sédentaire des femmes de la ville, qui favorise si sûrement les stases sanguines dans les organes splanchniques, tandis que la vie active des femmes de la campagne porte le sang vers les extrémités, une alimentation excitante, enfin les corsets trop serrés, qui empêchent le retour du sang veineux vers les parties supérieures.

6° Certaines conditions particulières, dont l'influence plus douteuse mérite moins que les précédentes de fixer l'attention : telles sont la primiparité, le sexe de l'enfant, et le nombre des fœtus.

La primiparité, que MM. Desormeaux et Dubois regardent comme prédisposant aux vomissements, parce que, disent-ils (1), « l'utérus se laisse difficilement distendre lors d'une première grossesse, » me paraît ne déterminer plus sûrement ces vomissements que par cette seule raison que l'utérus, moins habitué à supporter l'influence de toutes les causes qui le congestionnent, souffre davantage et réagit plus dans une première grossesse que dans les grossesses ultérieures.

Quant au sexe de l'enfant, l'aphorisme d'Hippocrate : *Mulier prægnans, si marem gestat, coloratior est; si fœminam, minus colorata*, montre que dès les premiers temps de la médecine, on avait cru pouvoir induire de la coloration plus ou moins animée de la face, chez les femmes grosses, un moyen de prédire si elles donneraient naissance à un enfant mâle ou à une fille. Une telle opinion ne saurait plus évidemment avoir cours aujourd'hui dans la science ; mais, si le sexe de l'enfant pouvait exercer une influence quel-

---

(1) *Répertoire général des sciences médicales,* art. *Grossesse.*

conque sur la femme grosse, ce ne serait, je pense, qu'en les exposant plus ou moins à la congestion utérine, et c'est dans le développement ordinairement plus grand des garçons qu'on devrait chercher alors la cause de la plus grande fréquence de ces phénomènes.

C'est au même mécanisme qu'on doit rapporter les congestions utérines si fréquentes dans les grossesses multiples, et si l'on a reconnu depuis longtemps que les femmes qui portaient plusieurs fœtus ont été atteintes pendant leur grossesse d'accidents plus graves ou plus rebelles que celles qui n'en portent qu'un, c'est sans aucun doute à la congestion plus grande qu'amène vers la matrice une masse fœtale plus considérable qu'il faut en rapporter la cause.

B. *Causes pathologiques.*

Je crois pouvoir ranger tout naturellement dans cette classe :

1° Les différents vices de conformation de la cavité abdominale, dont la nature même explique aussi évidemment que possible le mode de production de la pléthore utérine. -

C'est ainsi que le défaut d'amplitude du petit bassin, le rétrécissement de ses divers diamètres, le développement dans sa cavité de tumeurs plus ou moins volumineuses et compressibles, telles que des polypes, des exostoses, des cancers, etc., sont tout autant de causes qui empêchent l'utérus de se développer à son aise, le compriment, l'irritent, ou même le blessent, et empêchent qu'il se décharge par la circulation de retour, pendant qu'elles y font, d'autre part, affluer une grande quantité de sang artériel. Tel est, du reste, presque toujours le mécanisme du développement de la pléthore et de la congestion utérines.

Il y a cependant des cas où une conformation vicieuse du bassin empêche que l'utérus ne ressente aussi vivement les effets fâcheux de la pléthore locale ; ce sont ceux où le rachitisme a tellement rétréci le petit bassin que, dès le commencement de la grossesse, l'utérus, remontant au-dessus du détroit supérieur, acquiert tout son développement dans la cavité abdominale. Nous avons déjà eu occasion d'observer des cas semblables.

2° Un développement considérable du fœtus ou le développe-ment exagéré d'une de ses parties, les fœtus monstrueux dont le volume ou la forme irriterait l'utérus ou gênerait sa circulation, se-raient encore autant de causes de pléthore pour cet organe, dont le tissu serait obligé de se distendre outre mesure, afin de suffire à la pression excentrique qu'il supporterait.

3° Les maladies de l'œuf, telles que des inflammations, des hy-dropisies, des hémorrhagies survenues dans l'œuf lui-même ou dans les membranes.

4° Les maladies de l'utérus ou de ses annexes, dont il serait su-perflu de faire ici l'énumération.

5° L'état fébrile, soit qu'il tienne à une pyrexie, soit qu'il tienne à une phlegmasie.

6° Les diathèses, et en particulier la diathèse syphilitique.

CAUSES DÉTERMINANTES.

A. *Causes physiologiques.*

On doit ranger dans cette classe :

1° Le coït, surtout s'il est exercé aux époques cataméniales, et si la femme s'y livre avec trop d'ardeur ou en fait abus (voir obser-vation C du Dr Mattei).

2° Les émotions morales, telles que la frayeur, la douleur, la joie même. En effet, si elles sont vivement perçues, elles peuvent de-venir le point de départ de congestions utérines auxquelles l'état de plénitude de la matrice prédispose déjà si largement.

3° Tout ce qui peut éveiller chez une femme grosse des pensées ou des désirs voluptueux : tels sont la lecture de livres passionnés, de certains romans où tout l'intérêt de l'action repose sur des don-nées amoureuses, la vue de tableaux obscènes, des conversations ou des attouchements de même nature, etc. etc. Rappeler la relation si manifeste qui existe entre l'encéphale et les organes génitaux suffit, du reste, pour faire comprendre qu'il en doit être ainsi très-souvent.

4° Les époques cataméniales. C'est même là, selon M. Mattei, la cause physiologique par excellence qui détermine le plus souvent la congestion utérine pendant la grossesse ; et puisque ce fait est, pour lui et pour moi de la plus grande valeur, comme je l'ai dit plus haut, je dois y insister longuement.

Et d'abord les travaux des auteurs contemporains ne permettent plus de douter qu'un nisus périodique a lieu, pendant la grossesse, à chaque époque correspondant à l'irruption des règles ou aux environs de cette époque. Tantôt, il est vrai, ce molimen passe inaperçu, ou les femmes ne font aucune attention à la coïncidence de leur époque menstruelle avec l'apparition des symptômes qu'elles éprouvent ; tantôt, au contraire, il se traduit par des signes non équivoques, ayant la plus grande ressemblance avec ceux de l'établissement des règles, et s'accompagnant, en outre, d'un certain nombre de symptômes plus alarmants et propres à l'état de grossesse. C'est ainsi que le médecin parvient sans peine, dans beaucoup de cas, à obtenir des femmes l'aveu que c'est surtout à ces époques qu'elles ont été le plus souffrantes, que des vomissements disparus depuis quelque temps déjà se montraient de nouveau, et qu'un écoulement muqueux ou sanguin avait lieu par les parties génitales. Pour lui donc, l'existence d'une congestion est déjà démontrée, et, s'il a été appelé dans le moment même où la femme était en proie aux accidents que je signalerai plus tard comme accompagnant ces congestions, s'il a dirigé son attention sur le point que ndique, son diagnostic doit être encore bien plus certain.

Je vais même plus loin, et je m'appuierai ici sur la vaste expérience de M. le Dr Mattei, sur ses nombreuses observations, et sur celles que j'ai déjà faites par moi-même, pour prétendre avec lui et d'après lui :

1° Que c'est ordinairement à la première époque cataméniale manquant après la fécondation qu'apparaissent les premiers malaises de la grossesse (obs. D et G du Dr Mattei). Cette coïncidence avait déjà été observée par M. le Dr Poreau (thèse inaugurale, 1856) à propos des troubles digestifs de la grossesse, mais il n'a pas su en rapporter la cause à la congestion utérine, comme l'a fait M. Mattei ; car, « rapprochant ces phénomènes, dit M. Poreau, de celui qu'on observe si fréquemment chez les personnes dont la menstruation vient à s'interrompre soit sous l'influence d'un état pathologique, soit sous l'influence de l'âge critique, je me demande jusqu'à quel point cet arrêt subit d'un acte physiologique ne pourrait pas être considéré comme ayant une part dans la détermination des altérations fonctionnelles observées. Il est, du reste, facile de concevoir comment, l'économie s'habituant peu à peu à la suppression de ce flux sanguin, les troubles digestifs finissent par disparaître au bout d'un temps plus ou moins long, qui dépasse rarement le cinquième mois. »

Ce passage, que j'ai reproduit à dessein, montre assez que c'est à la suppression des menstrues, et non à la congestion dont l'utérus est le siége à l'époque cataméniale, qu'on rapporte généralement encore les malaises de la grossesse. Les lignes suivantes, que M. le Dr Poreau a ajoutées, prouvent aussi que le fait de la congestion cataméniale, que le succès même du traitement employé par lui aurait dû lui faire reconnaître, ne l'a nullement frappé : « Dans deux cas, dit-il, où j'ai constaté la coïncidence de ces vomissements avec l'époque à laquelle l'irruption menstruelle supprimée se faisait d'ordinaire, une légère saignée amena un soulagement immédiat. »

2° Que les époques cataméniales de la grossesse s'accompagnent souvent de symptômes locaux ou généraux dus au retentissement de la souffrance de l'utérus congestionné : vomissements, névralgies, etc. etc. (Voy. observ. A, B, E, G, du Dr Mattei.)

3° Qu'on observe souvent, à ces époques cataméniales, des contractions utérines indolores ou même quelquefois douloureuses, qui amincissent le segment inférieur de l'utérus, effacent tant soit peu le col d'une manière insensible, et s'accompagnent en outre de douleurs dans les lombes et d'autres symptômes qui font croire à un accouchement imminent. (Voy. observ. H du Dr Mattei, et I du Dr Dufresse.)

4° Que les avortements spontanés et les accouchements prématurés ont le plus souvent lieu à une de ces époques, ce qui du reste a déjà été remarqué par plusieurs des observateurs.

5° Que, dans la grossesse avancée, la septième et la huitième époque cataméniales se manifestent souvent d'une manière très-tranchée, et ont pu quelquefois plus que les autres simuler le travail.

6° Que l'accouchement à terme est le plus souvent déterminé par la neuvième époque cataméniale après la fécondation (voy. observ. A du Dr Mattei).

Je puis même citer à l'appui de cette assertion les résultats remarquables que M. Mattei a obtenus en recherchant l'influence que ces congestions peuvent exercer sur le moment de l'accouchement.

Faisant la statistique d'une série de 200 accouchements opérés par lui à Paris, M. Mattei a en effet trouvé que 80 accouchements ont eu lieu exactement à des époques cataméniales, et parmi ces 80 accouchements :

5	ont eu lieu à la	10^e	époque cataméniale,
60	—	9^e	—
6	—	8^e	—
2	—	7^e	—
3	—	6^e	—
1	—	4^e	—
2	—	3^e	—
1	—	2^e	—

Total... 80

.27 se sont produits exactement au milieu d'un espace intercataménial ;

Dans   44 cas, la dernière époque cataméniale n'ayant pu être indiquée par les femmes, le calcul n'a pu être fait ;

Enfin   49 accouchements sont arrivés à des époques irrégulières et sans aucune relation avec les époques cataméniales.

Total. . **200**

Si l'on déduit de ce nombre de 200 accouchements les 44 sur lesquels ne peut porter la statistique, il reste une série de 156 cas où 80 accouchements ont eu lieu exactement à des époques cataméniales, et l'influence que j'ai citée déjà de la neuvième époque est hautement démontrée par les 60 cas où elle a contribué à déterminer le moment normal du travail.

7° Que pour savoir à quelle époque doit régulièrement avoir lieu un accouchement, on doit compter, à partir des dernières règles, la neuvième époque cataméniale suivante, ou, pour opérer plus promptement, compter la quatrième inclusivement en arrière, calcul dont M. Mattei et moi avons maintes fois constaté la précision.

8° Qu'on doit compter les intervalles des règles comme étant de trente jours, pour calculer le moment de l'accouchement, même quand les femmes ont leurs règles d'une manière irrégulière ou anormale, tous les quinze jours ou toutes les trois semaines par exemple, cette manière de compter donnant encore, dans ces cas, les résultats les plus vrais (voy. observ. D du D{sup} Mattei).

9° Que le calcul des Allemands, qui comptent les époques cataméniales de vingt-huit jours, et qui prennent la dixième époque comme devant amener le terme de la grossesse, donne des résultats statistiques se rapprochant de ceux de M. Mattei ; mais que ce calcul est encore loin d'être aussi précis, et qu'il exige chaque fois un certain nombre d'opérations qui ne le rendent nullement pratique ; qu'en outre, il est souvent en désaccord avec les symptômes de congestion utérine qu'amènent les époques cataméniales dans le cours de la grossesse.

10° Que, s'il n'a pas eu lieu à la neuvième époque cataméniale, le travail peut ne plus se montrer qu'à la dixième, surtout si la femme n'a été fécondée que très-peu de jours avant l'époque où ses règles 'ont cessé de paraître pour la première fois. En effet, elle arrive, dans ce cas, à sa neuvième époque cataméniale, quand elle n'est, à vrai dire, enceinte que depuis huit mois, et pour peu qu'elle soit d'une complexion délicate, maladive même, qu'elle n'ait d'habitude qu'un faible écoulement menstruel ou que le fœtus n'ait encore acquis qu'un médiocre développement, la congestion utérine de cette neuvième époque pourra ne pas amener le travail ; si même il semblait vouloir s'établir, les contractions de la matrice pourraient se dissiper bientôt, et ne plus se montrer qu'à la dixième époque, pour amener seulement alors l'accouchement.

11° Que dans un certain nombre de cas où des dispositions anatomiques vicieuses, telles que les rétrécissements du détroit supérieur, les fortes déviations de l'utérus, etc. etc., empêchent la préparation du segment inférieur de l'utérus et du col au terme de neuf mois, il peut se faire que la neuvième époque cataméniale se passe sans déterminer le travail, comme dans le cas précédent, et que ce soit encore seulement la dixième époque qui amène l'accouchement. Ces accouchements retardés expliquent même comment il pourrait se faire que la femme n'accouchât qu'après le terme légal de trois cents jours.

12° Que l'abondance ordinaire des règles et l'intensité avec laquelle elles s'établissent pendant l'état de vacuité doivent tout naturellement faire supposer que les congestions cataméniales de la grossesse participeront de cette vigueur ; c'est du reste ce qui explique la prédisposition de ces femmes aux écoulements sanguins pendant la gestation, tandis que chez des femmes anémiques ou dysménorrhéiques ces afflux sanguins influeront peu sur la grossesse comme sur le travail lui-même, bien que la chloro-anémie ne préserve pas l'utérus des influences congestives.

13° Que la présentation des pieds est aussi une cause non équivoque de congestions de l'utérus ; on trouve en effet une explication toute naturelle de ce fait dans la disposition même des parties. Si en effet les pieds se présentent directement, le segment inférieur de l'organe maternel, qui est la partie la plus sensible et la moins soutenue, puisqu'elle n'a pour support que le pourtour du détroit supérieur, aura beaucoup à souffrir des mouvements brusques et souvent répétés de l'enfant ; et la congestion de l'utérus sera le résultat tout naturel de ces violences. Si au contraire le siége se présente franchement, les pieds ne viendront frapper que les parties latérales du corps, même de l'utérus, et la femme ne souffrira guère plus de ces mouvements fœtaux que dans une présentation du sommet où les pieds de l'enfant peuvent se développer à leur gré vers le fond plus évasé, plus distensible et moins sensible de la matrice.

Joignons à cela les accidents si variés auxquels peut donner lieu une présentation pelvienne pendant le travail et la mortalité plus grande des enfants dans cette sorte d'accouchement ; et cela suffira, pensons-nous, pour faire adopter, dans ce cas, la version céphalique, exécutée une fois par M. Colombe, mais érigée surtout en méthode par M. Mattei, qui l'a déjà faite plusieurs fois avec le plus grand succès (voir observations L et M du Dr Mattei). Qu'on éviterait par là de perdre 1 enfant sur 11, ce qui est la mortalité reconnue par M. P. Dubois (1) lui-même dans cette présentation ; tandis que lorsque l'accouchement se fait par le sommet, dit aussi cet auteur, il ne meurt que 1 enfant sur 51 ou 52. Bien que la pratique de M. Mattei lui ait déjà fait reconnaître qu'on peut obtenir des résultats encore bien plus satisfaisants, les chiffres de M. Dubois montrent cependant assez combien les présentations pelviennes exposent plus la vie des enfants que les présentations du sommet, et qu'elles ne devraient plus être pour cela même rangées parmi les présentations dites naturelles.

---

(1) *Lancette française,* t. VII, p. 388 et 389.

B. *Causes pathologiques.*

A cette classe se rattachent :

1° Les tentatives manuelles d'avortement, les coups ou les chutes sur le ventre, les longues promenades en voiture (surtout si elle est mal suspendue), l'abus des injections vaginales comme moyen hygiénique ou thérapeutique, les bains de siége simples ou aromatiques très-chauds, les fumigations des parties génitales, certaines compressions exercées dans le but de dissimuler une grossesse; en un mot, toutes les manœuvres coupables ou tous les accidents dont le but ou le résultat est de favoriser l'expulsion prématurée du produit, et qui ont pour action principale de congestionner l'utérus.

2° L'usage intempestif ou l'abus de médicaments dits excitants généraux ou spéciaux.

On peut, à cet égard, diviser ces médicaments en trois catégories :

A. *Ceux qui agissent surtout comme stimulants généraux.* Or on peut dire, avec M. Trousseau (*Traité de thérapeutique,* t. II, p. 574), qu'il n'est pas un excitant général qui ne puisse être regardé comme emménagogue, puisque l'utérus n'échappe pas à la stimulation que cette classe d'agents exerce sur tous les appareils organiques; et on conçoit d'avance qu'ils n'agissent tous dans ce sens qu'en déterminant une congestion utérine plus ou moins active; ainsi agira donc le fer si son administration est mal entendue. Tel est aussi l'iode, surtout à l'état métalloïdique, qui, en dehors de la propriété fluxionnante bien connue qu'il exerce par son application directe sur le col utérin, peut, à fortes doses, imprimer à la circulation générale une activité qui se concentre tout naturellement sur l'utérus prédisposé; tels sont encore l'acétate d'ammoniaque, les infusions concentrées de café, les abus alcooliques.

B. *Ceux qui agissent sur l'utérus en même temps que sur le tube intestinal et sur les reins*. Tels sont les vomitifs, les purgatifs drastiques et les diurétiques.

Les vomitifs, par les efforts qu'ils provoquent, congestionnant tous les vaisseaux abdominaux, comme le fait remarquer M. le professeur Trousseau, le système vasculaire de l'utérus doit nécessairement participer à cette congestion. M. Mattei a cependant vu plusieurs fois l'ipéca déterminer dans la matrice des contractions sans qu'il y ait ni vomissements ni même des nausées. Chacun sait aussi que l'utérus n'échappe pas à l'action fluxionnaire bien connue des drastiques sur tous les viscères du petit bassin, et l'aloès et la coloquinte tiennent sous ce rapport le premier rang.

A ce propos, je ne puis me dispenser de rappeler le fait suivant, que j'ai entendu raconter par M. le Dr Martin-Damourette, dont personne ne conteste le remarquable talent d'observateur et de thérapeutiste : Une dame, habituée à prendre chaque jour de l'aloès, avait fait prendre la même habitude à ses deux filles dès leur jeune âge. Celles-ci, devenues grandes et mêmes mariées, continuèrent l'usage d'un médicament qui leur était devenu pour ainsi dire indispensable, et elles ne purent ni l'une ni l'autre porter à terme leurs grossesses. La congestion utérine, sans cesse entretenue par l'aloès, était la seule cause à laquelle M. Martin-Damourette pût rapporter ces fausses couches. Quant aux diurétiques, c'est par un mécanisme analogue qu'ils peuvent, quoiqu'à un bien plus faible degré, congestionner l'utérus comme ils congestionnent d'abord les reins : tels seraient la scille, la salsepareille, l'absinthe, l'armoise, le safran, etc., substances dont plusieurs ont été regardées, sans preuves suffisantes, comme abortives.

C. *Ceux qui paraissent agir plus directement sur l'utérus, et qui sont plus spécialement désignés comme emménagogues et comme abortifs.* De ce nombre sont surtout la rue, la sabine, et l'ergot de seigle.

M. Hélie, de Nantes, dans un travail remarquable, qu'il a fait paraître il y a quelques années dans le *Bulletin thérapeutique,* a publié des recherches sur l'action toxique et sur les propriétés abortives de la rue ; et cet observateur distingué fait observer qu'en outre de la phlegmasie gastro-duodénale et des vomissements continus que détermine cette substance, elle exerce sur l'utérus *une congestion sanguine active et une stimulation de ses fibres musculaires qui détermine leur contraction de laquelle résulte l'expulsion du fœtus* (Trousseau, *Traité de thérapeutique*, t. II, p. 575).

Cette manière d'envisager le mécanisme par lequel la rue peut déterminer l'avortement vient donc pleinement corroborer tout ce que j'ai déjà dit sur la manière dont agissent toutes les causes qui peuvent procurer l'expulsion prématurée du produit, et montre combien la congestion de l'utérus précède souvent cet accident.

Du reste, les travaux de M. Hélie ont reçu leur consécration de MM. les professeurs Trousseau et Tardieu, qui admettent les conclusions de leur auteur.

Quant à la sabine, elle ne jouirait au contraire, suivant M. Hélie, d'aucune propriété spécifique sur l'utérus ; son action abortive ne se produirait que lorsqu'elle est donnée *à dose véritablement toxique,* et qu'elle amène dans les phénomènes de la vie une perturbation profonde, analogue à celle qu'y apportent les maladies graves, et pouvant donner lieu à l'avortement, comme le choléra, la variole, la pneumonie, etc. etc., ou l'empoisonnement par l'acide arsénieux, les cantharides, etc. etc. Cette opinion avait aussi été adoptée par M. Tardieu, comme on peut s'en convaincre en lisant les conclusions que ce savant professeur a tirées d'un cas d'empoisonnement par la sabine chez une femme enceinte (*Annales d'hygiène*, t. X ; 1858).

Mais je tiens de M. Tardieu lui-même qu'il regarde aujourd'hui la sabine comme possédant exactement les mêmes propriétés abortives que la rue.

Comment donc concilier ces opinions opposées d'observateurs si remarquables et le doute qui existe encore à cet égard dans l'esprit des praticiens ? Comment s'expliquer que la sabine produise quelquefois l'avortement après avoir d'abord empoisonné la femme ; que dans d'autres cas elle puisse empoisonner sans avoir exercé aucune action abortive, comme le prouve une observation que M. le Dr Martin-Damourette a recueillie, il y a vingt ans, à l'hôtel-Dieu de Reims, et dans laquelle la seule altération anatomique que présentait l'utérus était une congestion manifeste, sans la moindre hémorrhagie, sans le moindre décollement; que dans d'autres cas enfin, elle ne puisse parvenir à déterminer l'avortement, comme cela arrive chez une multitude de femmes qui emploient cette manœuvre coupable dans les premiers temps de leur grossesse? Tout me porte à croire que la différence de ces résultats, obtenus dans des circonstances qu'on serait disposé à regarder comme identiques, est due à la diversité des circonstances individuelles où se trouve la femme grosse, et que la congestion utérine qui peut être la conséquence de l'absorption de la sabine, et qui doit favoriser l'établissement du travail avant terme, se développe bien plus sûrement si la femme est sous telles ou telles influences prédisposantes ou déterminantes que j'ai énumérées plus haut, et capables d'amener par elles-mêmes une fluxion sanguine vers l'utérus.

L'ergot de seigle est une des substances qu'on a considérées comme le plus violemment abortive. Un rapport très-remarquable de M. Danyau établit cependant que cet agent est inapte à faire naître la contraction de l'utérus quand elle n'existe pas, et qu'il ne peut l'activer ou la réveiller que lorsqu'elle existe déjà, comme pendant le cours du travail de l'accouchement ou même de l'avortement, d'où M. Danyau conclut que l'ergot de seigle n'est pas un abortif. L'observation de la plupart des praticiens concorde avec la manière de voir de M. Danyau, et cet ordre d'idées n'a rien qui répugne à ce que j'ai précédemment établi sur le rôle de la congestion utérine comme cause immédiate du travail, puisque l'ergot de seigle jouit de propriétés générales hémostatiques diamétralement opposées aux propriétés fluxionnantes des excitants.

M. Mattei fait cependant remarquer à ce sujet que le seigle, en Italie surtout, est assez souvent employé comme moyen de provoquer l'accouchement prématuré et même l'avortement médical, ce qui serait en opposition avec les conclusions de M. Danyau; et il

croit que, si le seigle ne fait pas naître les contractions utérines lorsqu'elles n'existent pas déjà, cela tient peut-être à la dose trop faible
à laquelle il est donné. Il a vu, en effet, plusieurs fois des doses
considérables de ce médicament suffire à elles seules pour déterminer
le travail.

On comprend, du reste, que tout cela est subordonné aux conditions congestives ou non dans lesquelles se trouve l'utérus au moment de l'administration du seigle.

A côté de l'ergot de seigle, se range la digitale, qui, d'après les
observations de Dickinson, détermine les contractions de l'utérus,
et peut, par ce mécanisme, réveiller le travail, favoriser une délivrance tardive, faciliter l'expulsion de caillots. Ces effets ont, du
reste, été constatés par M. Delpech et consignés dans la thèse inaugurale de M. Wiéland, 1858.

Il en est de même de l'*uva ursi*, que M. Harris a démontré faire
contracter et la vessie et l'utérus, et qui se trouve ainsi rangée au
nombre des substances obstétricales.

Ainsi, que l'utérus soit congestionné par une époque cataméniale,
par des excès de coït, ou par toute autre cause, l'action élective
que ces trois dernières substances possèdent sur l'utérus explique
comment dans certains cas elles peuvent amener dans cet organe,
prédisposé à ressentir leurs effets, des contractions plus ou moins
prononcées.

Quoi qu'il en soit, je crois pouvoir dire, pour conclure, que, quelle
que soit la substance à laquelle on a reconnu ou attribué des propriétés abortives, elle n'a jamais pu les exercer qu'en déterminant
un mouvement fluxionnaire de l'utérus, soit directement, comme la
rue et peut-être aussi la sabine ; soit en agissant sur le système
vasculaire abdominal, comme les drastiques, les diurétiques, etc.;
soit enfin par localisation sur l'utérus prédisposé de la stimulation
déterminée par la masse des excitants généraux sur tout le système
circulatoire de l'économie ; et c'est là le but que je me proposais
d'atteindre dans ce chapitre. MM. Joret et Homolle ont étudié depuis quelque temps l'action spéciale que l'apiol aurait sur l'utérus,

— 49 —

soit pour amener les règles, soit pour régulariser leur écoulement ;
et on pourrait se demander si, en l'employant à des doses un peu
fortes pendant la grossesse, ce médicament ne pourrait pas causer
une congestion utérine capable de le faire aussi ranger au nombre
des substances abortives.

3° Enfin je signalerai comme causes non équivoques, mais plus
rares et plus difficiles à reconnaître, les maladies du fœtus et à plus
forte raison sa mort ; les maladies du placenta, son décollement, ses
insertions vicieuses et surtout son inflammation : je veux dire la
placentite, cette maladie assez généralement admise aujourd'hui,
et dont M. Jacquemier conteste cependant encore l'existence ; les
lesions organiques de l'utérus ou de ses annexes, telles que polypes,
cancers, kystes, l'hématocèle péri-utérine, l'enclavement de la matrice avec ou sans déviation (observations du Dr Briau et observations
du Dr Mattei ; *Gazette des hôpitaux*, 30 août 1860), enfin la métrite.

On m'opposera peut-être à ce sujet que la congestion devrait plutôt
précéder que suivre la métrite, et ne saurait guère par conséquent
être regardée comme une de ses conséquences. Je ne disconviens pas
qu'il n'en doive être ainsi très-souvent ; mais il n'en est pas moins
hors de doute pour moi que la métrite, une fois précédée par la
congestion, ne puisse ensuite entretenir l'hyperémie utérine, et
même lui faire prendre un nouvel essor.

SYMPTÔMES DE LA CONGESTION UTÉRINE PENDANT LA GROSSESSE.

Je diviserai ces symptômes en symptômes locaux et en symptômes
généraux, suivant qu'ils ne sont que l'expression de la souffrance
de l'utérus lui-même ou de celle qu'éprouvent les organes voisins
sous l'influence mécanique de la congestion utérine, ou bien suivant
qu'ils retentissent au loin et troublent les grandes fonctions de
l'économie, la digestion, la circulation, l'innervation. Je n'ai pas
besoin de dire que ce n'est pas la symptomatologie d'une congestion
utérine que j'aurai en vue dans la description que je vais faire,

7

mais bien le tableau de tous les symptômes que peut présenter une femme enceinte dont l'utérus est sous le coup d'une congestion , quels que soient d'ailleurs et sa cause et son degré d'intensité.

Symptômes locaux.

A. *Symptômes subjectifs.* La femme éprouve une sensation incommode de gêne et de pesanteur dans tout le bas-ventre. La marche est fatigante et même douloureuse ; les parties génitales externes sont le siége d'un sentiment de chaleur ou de prurit qu'accompagne souvent un écoulement de mucosités vaginales plus ou moins épaisses et odorantes ; parfois même ces mucosités sont teintes de sang ; dans certains cas, on peut voir un écoulement de sang pur, si la congestion a été assez violente pour amener une exhalation sanguine de la muqueuse utérine. Il y a des douleurs de reins plus ou moins semblables à celles de l'accouchement, et qui vont jusqu'à s'accompagner de contractions utérines, des tiraillements dans les aines ; la station verticale aggrave tous ces smptômes

Pendant ce temps, le fœtus exécute peu de mouvements actifs, et ceux qu'il exécute sont souvent douloureux pour la mère, à cause de l'endolorissement que la congestion a amené dans les parois musculeuses de l'utérus. Les mouvements peuvent se suspendre pendant la congestion, pour reparaître après, si le fœtus continue de vivre, ou se suspendre pour toujours, s'il meurt.

Ces symptômes locaux sont peu marqués, mais durables, s'il y a stase, pléthore locale proprement dite ; ils sont au contraire plus tranchés, mais aussi plus passagers, s'il s'agit d'une congestion active.

B. *Symptômes objectifs.* Outre ces symptômes locaux perçus par la femme, il en est un certain nombre que le médecin peut reconnaître à l'aide des divers moyens que l'art met à sa disposition. Ces moyens sont au nombre de trois : *l'inspection des parties génitales, le palper abdominal, le toucher vaginal.*

1° *L'inspection des parties génitales* fait reconnaître une turgescence inusitée des vaisseaux des petites et des grandes lèvres, une coloration rouge foncé de la muqueuse vaginale, due au gonflement de ses vaisseaux distendus par le sang, et enfin la dureté et le boursouflement du col utérin, joints à un volume plus considérable qu'il ne devrait l'être à l'époque de la grossesse où l'on examine la femme.

La vulve donne toujours passage, comme je l'ai dit tout à l'heure, à un écoulement dont la nature peut varier. La teinte bleuâtre que prend la peau de la face interne des cuisses et qui est due au développement de varices en ces parties, les varices des parties génitales externes, et enfin les tumeurs hémorrhoïdales, sont plutôt le résultat de la compression que l'utérus exerce sur les vaisseaux iliaques, compression qui gêne le retour du sang veineux vers les parties supérieures.

2° Par le *palper abdominal*, on trouve l'utérus douloureux ; au lieu d'être souple et dépressible, comme il l'est surtout dans les premiers mois, il est le siége d'une tension qu'il ne faut pas confondre avec le durcissement qu'y font naître les contractions utérines. Ce seul caractère distinctif, que pendant la congestion la tension de la matrice est continue, tandis qu'elle n'est que passagère et intermittente, si elle est due à des contractions utérines, suffit du reste pour ne pas permettre de confondre ces deux ordres de phénomènes.

3° Le *toucher vaginal* témoigne de la sensibilité exagérée des organes génitaux et de l'utérus lui-même. Il permet au médecin de juger du gonflement des parties génitales internes, à cause de la difficulté que le doigt éprouve à pénétrer dans le vagin ; il constate la température plus élevée de ces parties, et la présence de battements artériels plus marqués que d'habitude ; et, chose curieuse, il suffit quelquefois, comme du reste la palpation du globe utérin à travers les parois abdominales, pour éveiller des nausées et des vomissements, preuve incontestable de la dépendance sous laquelle la congestion utérine tient ces phénomènes. Ce fait, que M. le Dr Mattei a eu maintes fois occasion d'observer, s'est aussi présenté déjà plusieurs fois à moi, et je ne doute pas qu'on ne puisse l'observer souvent, si on veut fixer sur lui un peu d'attention. Bien plus, M. Mattei a vu naître, sous les excitations du toucher du col utérin et du palper, jusqu'à des douleurs intercostales qu'avait d'abord produites la congestion utérine, et qui avaient cessé soit d'elles-mêmes, soit par un traitement approprié.

Symptômes généraux.

A. *Du côté du tube digestif.* La souffrance de l'utérus congestionné se traduit souvent pendant la grossesse par de l'anorexie, des envies bizarres, des goûts dépravés, de la gastralgie, des nausées, des vomissements, du pica, du pyrosis, etc. etc. J'ai assez insisté déjà sur le mode de production de ces accidents chez la femme enceinte pour n'avoir pas besoin d'y insister encore. Il me faudrait du reste la renouveler aussi, à propos des troubles des autres fonctions.

D'autres fois la congestion utérine, en retentissant sur l'extrémité inférieure du tube digestif, occasionne du ténesme rectal, de la diarrhée ou de la constipation.

Les glandes annexes, telles que les glandes salivaires surtout, prennent aussi part aux manifestations de la congestion de l'utérus gravide.

Il n'est pas jusqu'à la sécrétion rénale qui n'éprouve sous cette influence de notables modifications. Et d'abord la compression mécanique que l'utérus accru dans son volume exerce sur la vessie rend un compte facile des envies fréquentes d'uriner qui tourmentent les malades : mais ce qu'on doit surtout noter, c'est l'exagération de la sécrétion urinaire. Peu à peu cette exagération et la fréquence des mictions dont elle devient la cause immédiate amènent un état subinflammatoire de la vessie; et si le col vésical participe à cette irritation, on peut constater du ténesme. Il n'est pas rare non plus de constater la présence d'une quantité très-notable d'albumine dans les urines des femmes enceintes, lorsqu'elles sont sous l'influence d'une congestion utérine.

B. *Du côté du système respiratoire et circulatoire.* Ce sont des palpitations, de l'oppression, des syncopes, de la dyspnée, de la toux sans expectoration et sans aucun phénomène appréciable à la percussion et à l'auscultation, quelquefois de la pâleur, d'autres fois, une coloration plus ou moins vive du visage, très-rarement de la fièvre, plus souvent un pouls large, quelquefois fréquent, mais sans chaleur à la peau et sans soif comme s'il s'agissait d'un état fébrile, etc. etc.

C. *Du côté du système nerveux.* Quand le système nerveux ressent les atteintes de la congestion utérine, on constate chez les femmes grosses des vertiges, des troubles de la vue, une excitabilité très-grande, et quelquefois des convulsions, de l'éclampsie, de l'épilepsie, de la chorée.

Peut-être même est-ce au retentissement de l'utérus congestionné qu'il faut rapporter ces troubles bizarres des fonctions de l'encéphale chez des femmes qui, jusque-là d'un caractère franc et facile, d'une probité incontestable, deviennent pendant leur grossesse irritables, fausses, menteuses, et vont quelquefois jusqu'à commettre des vols et même des crimes.

Je ne me dissimule pas tout ce que peut avoir d'hypothétique une pareille opinion; cependant je ne vois rien d'impossible à ce qu'elle ait quelque fondement, et quiconque acceptera la théorie que j'ai reproduite dès le commencement de ce travail, et que j'ai empruntée à M. Mattei, pourra voir que ce n'est encore là qu'une des nombreuses et importantes déductions à la connaissance desquelles elle conduit.

Mais ce qui frappe bien plus souvent l'attention du médecin, ce sont ces névralgies si diverses dont s'accompagne souvent la grossesse. Il n'est pour ainsi dire aucun plexus que la congestion utérine ne puisse frapper : tantôt en effet elle éveille des douleurs dans les nerfs de la face ou des seins, tantôt dans les plexus abdominaux, tantôt dans les plexus brachiaux ou fémoraux, d'autres fois enfin dans les nerfs intercostaux.

MARCHE ET DURÉE.

Je n'entends pas parler ici de l'hyperémie physiologique de l'utérus gravide, c'est-à-dire de la *pléthore locale* des auteurs ; car j'ai déjà dit qu'elle est, par sa nature même, fatalement soumise à durer tout autant que durera la gestation.

Je n'aurai donc en vue que l'étude de la durée et de la marche de la congestion utérine proprement dite, telle que je l'ai définie, c'est-à-dire passagère, ou liée à une cause soit physiologique, soit pathologique, indépendante du fait même de la grossesse.

Tout au plus comprendrai-je dans cette étude la pléthore locale lorsqu'elle atteint le ton pathologique.

Or il est évident que la durée de toute congestion utérine sera subordonnée à l'essence même de la cause qui l'aura produite.

De deux choses l'une : ou la cause qui développe la congestion utérine est une cause passagère, comme le coït, les congestions cataméniales, et alors la congestion ne sera aussi que passagère ; elle pourra cesser d'elle-même dès qu'aura disparu sa cause productrice, ou elle cédera à quelques règles hygiéniques et à un traitement des plus simples ; ou bien c'est une cause permanente, comme une maladie de l'œuf, une tumeur développée dans l'intérieur du petit bassin ; et dans ces cas ce sera une hyperémie ou une stase durables, permanentes, qui tendront à se perpétuer pendant tout le temps de la grossesse, pour disparaître ensuite si la cause qui les entretenait disparaît avec l'accouchement lui-même, ou à survivre à l'accouchement si cette cause est indépendante de la gestation et persiste après la délivrance.

Pour ce qui est de la congestion cataméniale en particulier, il est à remarquer que sa durée pendant la grossesse est, à peu de chose près, la même que dans l'état de vacuité, de deux à huit jours. Ses symptômes sont souvent moins tranchés, quelquefois au contraire ils le sont davantage ; mais ce qui les différencie le plus, c'est l'écoulement sanguin, qui, dans un cas, est la règle, à moins d'obstacles particuliers, et dans l'autre n'est que la grande exception. En outre il est très-rare, pour ne pas dire inusité, qu'on voie la quantité de sang perdu par la femme grosse, aux époques cataméniales, être exactement la même que celle qu'elle perd aux mêmes époques, dans l'état de vacuité.

Quant à la marche de la congestion utérine pendant la grossesse, elle a sa période de début, d'augment et de déclin ; elle affecte quelquefois le type intermittent et même périodique, surtout chez les femmes soumises à l'influence du miasme paludéen ou portant une affection rhumatismale chronique de l'utérus, comme l'a déjà observé plusieurs fois M. Mattei.

TERMINAISON.

La congestion utérine pendant la grossesse peut présenter différents modes de terminaison, selon la cause qui l'a produite et selon qu'on lui oppose ou non une médication active et rationnelle.

Dans les cas où la cause productrice de l'hyperémie n'a agi que passagèrement, et où la congestion, une fois cette cause disparue, n'a plus de raison d'être, on observe, le plus souvent, la délitescence de la maladie ; c'est-à-dire que peu à peu chacun des symptômes qui s'étaient révélés à l'observateur exercé et attentif se dissipe, et que tout rentre insensiblement dans l'état normal. C'est à peine si, au bout de quelques jours, la femme présente encore quelques traces de la modification pathologique qu'a éprouvée son organisme, surtout si elle a été soumise à un traitement convenable.

Dans d'autres cas où l'afflux sanguin a été considérable, ou dans ceux où la cause a agi avec plus d'intensité, on observe quelquefois une hémorrhagie, soit externe, soit interne.

Dans le premier cas, rentrent ces irruptions des règles que tant d'auteurs signalent comme arrivant pendant la grossesse. En effet, c'est souvent là une hémorrhagie bénigne qui juge une congestion utérine due à telle ou telle autre cause que l'on ne peut pas toujours toucher du doigt, mais qui est, la plupart du temps, une des causes physiologiques signalées plus haut.

C'est surtout aux époques cataméniales que se produisent ces flux sanguins.

Si la congestion utérine donne lieu à une hémorrhagie interne, celle-ci peut avoir pour siége les diverses cavités de l'œuf, le placenta, etc. etc. , ou donner lieu à un décollement du produit.....

La congestion peut être portée à ce point extrême qu'elle atteigne le ton inflammatoire, et on a dès lors affaire à une métrite. Mais ce fait est très-rare, et je n'en parlerai guère que pour dire, comme l'a très-bien remarqué Valleix à propos de la congestion utérine chez la femme non gravide, que beaucoup de médecins confondent, à cause de cela même, ces deux états si différents cependant.

Un des modes de terminaison les plus importants à connaître de la congestion utérine chez la femme grosse, c'est l'expulsion du produit; mais, s'il est évident que c'est à l'afflux sanguin qui se fait alors vers la matrice qu'il faut attribuer dans ces cas l'établissement du travail, il est moins facile de dire si c'est par une incitation mécanique ou par une incitation purement vitale que le sang fait entrer l'utérus en contraction. Quant aux chances d'expulsion que court le produit lui-même, elles ne sont pas égales selon que le fœtus est vivant ou mort; car ce qu'un fœtus vivant use de la quantité de sang qui afflue vers l'utérus ne sert plus, lorsque celui-ci a cessé de vivre, qu'à accroître l'hyperémie utérine. Cette hyperémie ainsi accrue détermine alors un état de sensibilité et de souffrance plus marqué de la matrice, éveille ses contractions, et amène l'expulsion de l'enfant plus sûrement et plus promptement que dans le premier cas.

Accidents que détermine ou auxquels expose la congestion utérine pendant la grossesse.

En réunissant tous ces accidents dans un même chapitre, je me propose de mieux faire ressortir l'importance du sujet que je traite ; mais j'ai craint, si je consacrais tout un article à leur étude, de m'exposer à bien des redites ; et, afin de les éviter autant que possible, j'ai classé tous ces accidents dans le tableau suivant, qui permet de les embrasser d'un seul coup d'œil. Je les diviserai en accidents immédiats et en accidents consécutifs ou postérieurs à l'accouchement.

Accidents immédiats

- **en partie énumérés avec les symptômes**
  - **locaux.**
    - Douleur au bas-ventre.
    - Écoulement d'un liquide muqueux, sanieux, ou même de sang pur, par la vulve.
    - Sensibilité de l'utérus, etc.
  - **généraux.**
    - Nausées, vomissements, salivation, etc.
    - Palpitations, dyspnée, etc.
    - Névralgies.
    - Troubles des facultés intellectuelles ou morales.
- **en dehors des symptômes.**
  - **Produit.**
    - **Annexes.**
      - Apoplexie du placenta, placentite.
      - Inflammation des membranes.
      - Hémorrhagie de l'œuf.
    - **Fœtus.**
      - Souffrance.
      - Difformités congénitales (Bouchut).
      - Asphyxie, mort.
  - **Mère.**
    - **Utérus.**
      - Hémorrhagie utérine, avortement.
      - Accouchement prématuré.
      - Métrite, leucorrhée, ulcérations du col.
    - **Annexes.**
      - Constipation, diarrhée, hémorrhoïdes.
      - Albuminurie, ischurie.
      - Hématocèle péri-utérine.
      - Thrombus, vaginite.
      - Varices des membres inférieurs.

Accidents consécutifs.
- Maladies organiques de l'utérus.
- Prédisposition aux avortements.

ANATOMIE PATHOLOGIQUE.

Je serai forcé d'être très-bref sur ce point de l'histoire de la congestion utérine ; car il ne m'a encore jamais été donné de voir les lésions auxquelles elle peut donner lieu, et je ne puis que présumer celles que démontrerait l'examen nécroscopique.

Il arriverait du reste souvent qu'on trouverait les altérations anatomiques qu'elle cause plus ou moins confondues avec les lésions caractéristiques des divers états morbides qui peuvent être ses conséquences.

Mais enfin, s'il était donné au praticien de pouvoir s'éclairer sur ce point, dans un cas par exemple où une femme grosse aurait succombé subitement, au milieu d'une congestion cataméniale, il trouverait uniquement, je pense, un gonflement plus ou moins considérable de l'utérus, avec distension des vaisseaux par le sang.

A la coupe du tissu utérin, il s'écoulerait une certaine quantité de ce liquide, et le tissu resterait ensuite avec sa consistance normale. Seulement il faudrait tenir compte du relâchement auquel ne peuvent échapper les vaisseaux *post mortem,* relâchement qui aurait permis à une partie du sang de refluer de l'utérus dans le système circulatoire général.

DIAGNOSTIC.

Les symptômes que j'ai indiqués comme accusant l'existence d'une congestion utérine pathologique pendant la grossesse permettront presque toujours de la reconnaître. Pourtant, comme on pourrait quelquefois la confondre avec différents états morbides, je vais essayer d'établir en quelques mots son diagnostic différentiel.

La *placentite,* cette maladie si peu connue encore il y a quelques années, est une de celles qui pourraient avoir le plus de points de ressemblance avec la congestion utérine. Cependant il ne sera pas

difficile de l'en distinguer, si l'on se reporte à la description si
remarquable qu'en a donnée M. le Dr Geoffroy de Montreuil dans
sa thèse inaugurale (*De la Placentite;* Paris, 1858), et à laquelle
j'emprunte, comme les plus caractéristiques de la phlogose placentaire, les signes suivants : fièvre aiguë ou lente ; dès que l'inflammation a atteint sa deuxième période, c'est-à-dire celle d'hépatisa-
tion et d'induration, douleur fixe dans le point de l'utérus qui
correspond à l'insertion placentaire, et que la pression exaspère,
tandis que dans la congestion utérine, la douleur est moins vive,
mais générale à tout le globe utérin : puis, quand arrive la troisième période, celle de suppuration, frissons, mouvement fébrile
intermittent, assez régulier pour simuler une affection paludéenne,
amaigrissement, pâleur, dans certains cas même fièvre continue,
avec redoublement le soir, et pouvant simuler quelquefois une fièvre
hectique.

Le *rhumatisme utérin* a une tout autre étiologie que la congestion utérine; il n'est pas exposé comme elle à apparaître sous l'influence du molimen cataménial ou de la plupart des causes de la
congestion, et il ne s'accompagne presque jamais de troubles digestifs; il se développe au contraire plus souvent sous l'influence d'un
refroidissement, chez des femmes prédisposées aux rhumatismes
musculaire ou articulaire; mais ce qui le distingue surtout de la
congestion utérine, c'est l'endolorissement général de la matrice,
qui ne supporte pas d'être palpée, surtout en certaines parties.
« Cet état est suivi de contractions utérines assez régulières, si ce
n'est qu'elles sont accompagnées non-seulement vers la fin, comme
dans l'état naturel, mais dès leur début ou à leur milieu, d'une vive
douleur qui arrête et enchaîne le mouvement » (Wigand; voir le mémoire sur le rhumatisme de l'utérus dans la grossésse et dans l'accouchement; journal *l'Expérience*, 1839, par Dezeimeris).

Quant au diagnostic différentiel de la métrite et de la simple congestion utérine, voici sur quoi devra porter l'attention du médecin :
la métrite aiguë offre des symptômes bien plus accentués que la

congestion utérine ; elle s'accompagne ordinairement d'un certain mouvement fébrile ; elle ne se développe pas à l'époque des règles, comme cela a lieu presque constamment pour la congestion ; elle occasionne des douleurs plus vives, soit spontanément, soit à la pression ; elle se termine très-rarement par une hémorrhagie plus ou moins abondante ; elle donne plus constamment lieu à un écoulement qui, d'abord d'apparence séreuse, devient tôt ou tard muco-purulent, et enfin elle ne se développe guère pendant la grossesse.

L'*hémorrhagie interne*, lorsqu'elle est légère, et surtout lorsqu'elle est à son début, est quelquefois difficile à distinguer de la congestion utérine, tandis que cette hémorrhagie, dans les conditions contraires, peut être plus facilement reconnue. En effet, les phénomènes locaux, tels que la douleur et la tension de l'utérus, sont plus marqués ; on observe quelquefois qu'une partie de cet organe est devenue le siége de bosselures correspondant à l'épanchement sanguin. Enfin, si l'hémorrhagie est très-grave, il y a de la pâleur, de la décoloration des muqueuses, des tintements d'oreille, du refroidissement des extrémités, des sueurs froides, etc. etc..... Si l'incertitude avait pu exister au moment où l'on a observé ces accidents, leurs conséquences viendraient par la suite lever tous les doutes, car la mort du fœtus et son expulsion succèdent le plus souvent à une hémorrhagie interne, et l'œuf donne, par ses altérations anatomiques, la preuve matérielle et incontestable de l'épanchement.

La *péritonite* est une maladie dont la physionomie est si tranchée, que je ne pense pas devoir rappeler les caractères qui la différencient de la simple congestion utérine.

Toutefois il faut ajouter que lorsque l'une ou l'autre de ces maladies coexiste avec la congestion de l'utérus, il est difficile, et quelquefois même impossible, de distinguer ce qui appartient en propre à chacune d'elles.

PRONOSTIC.

Le pronostic, comme la durée de la congestion utérine pendant la grossesse, est subordonné à la cause qui l'a produite et à l'intensité avec laquelle cette cause a agi. Presque toujours sans gravité, les congestions cataméniales peuvent cependant faire craindre quelquefois un avortement ou un accouchement prématuré. S'il se fait un écoulement sanguin par les parties génitales, il peut être salutaire s'il ne sert qu'à déverser le trop-plein, mais il peut acquérir beaucoup de gravité quand il coïncide avec une maladie de l'œuf, du placenta ou de l'utérus lui-même. La congestion utérine peut aussi être la cause de vomissements rebelles à toutes les médications, quelquefois même mortels ; elle peut amener une de ces hémorrhagies externes ou internes qui compromettent si promptement la vie ; elle peut enfin, par les accidents auxquels elle expose, porter la plus sérieuse atteinte à la santé et à l'existence de la mère et de l'enfant.

En effet, 1° les apoplexies et les inflammations du placenta ou des membranes, ces accidents que développe si souvent la congestion utérine, sont, dans un grand nombre de cas, la cause de l'asphyxie du fœtus, qui ne trouve plus dans l'organe maternel qu'une alimentation et une hématose insuffisantes ou même nulles ;

2° Les décollements du placenta qui peuvent se produire dans les mêmes circonstances exposent la mère à des hémorrhagies très-graves et peuvent compromettre également la vie de l'enfant.

TRAITEMENT.

Si l'on n'a pas reconnu jusqu'à présent à la congestion utérine toute l'importance qu'elle me semble mériter ; si on ne lui a que très-rarement attribué les accidents si variés dont elle est souvent la cause ; les symptômes qu'elle développe n'ont pas toujours échappé aux observateurs, et de tout temps on les a combattus quand leur existence était bien nettement accusée.

Mais l'immense influence qu'elle exerce, selon M. Mattei et selon moi, sur l'hygiène de toute la grossesse, nous fait craindre qu'il ne reste une foule de circonstances dans lesquelles on n'a pas reconnu la nécessité de lui opposer un traitement sévère, et il suffit de se reporter à l'énumération que j'ai faite des accidents qu'elle peut développer et qu'elle développe souvent pour voir combien ces indications se présentent souvent au praticien.

Aussi, avant d'indiquer les moyens que l'art possède pour combattre la congestion utérine, je dois faire observer que les divers accidents dits sympathiques qu'elle développe chez la femme enceinte, comme je l'ai dit dès le commencement de ce travail, réclament, d'une manière générale, le même traitement que cette congestion elle-même ; je dirai de plus que toute médication qui n'est pas dirigée dans ce sens ne peut guère atteindre son but. Aussi devra-t-on toujours chercher à reconnaître si ce n'est pas la souffrance utérine qu'on doit combattre quand une grossesse s'accompagnera de vomissements, de névralgie, etc. etc., afin de diriger tous ses efforts contre la cause de ces accidents, et non contre ces accidents euxmêmes.

Quoi qu'il en soit, on doit reconnaître, pour combattre la congestion de l'utérus pendant la grossesse, des moyens prophylactiques et des moyens curatifs.

Moyens prophylactiques.

A. *Généraux.* Ils doivent surtout être dirigés contre la pléthore locale et contre ces congestions utérines auxquelles prédisposent la vie oisive et mal réglée des grandes villes, les professions qui exigent la station verticale, l'habitation de logements ou d'ateliers malsains et mal aérés, une alimentation trop excitante. C'est donc principalement à l'hygiène que la médecine devra emprunter ce traitement prophylactique général de la congestion utérine pendant la grossesse, traitement qui se résumerait alors en une série de règles hygiéniques qu'on pourrait ainsi formuler à la femme enceinte :

1° Rechercher la lumière, le soleil même, pour activer les fonctions de la peau ; éviter les changements brusques de température et surtout les refroidissements, qui exposent si souvent aux congestions et aux inflammations des viscères. Ne pas faire usage de corsets trop serrés, de vêtements trop lourds, qui pourraient fatiguer par leur seul poids, ou trop légers qui ne garantissent pas des influences extérieures.

2° Faire usage d'une nourriture assez riche pour subvenir à ses propres dépenses et à celles de l'enfant qu'elle porte dans son sein, en même temps qu'elle devra chaque jour, pour éviter une constipation à laquelle son sexe n'est déjà que trop disposé, même à l'état de vacuité, faire un certain usage du régime végétal.

N'ingérer aucune substance emménagogue ni aucun médicament abortif ou réputé tel ; ne pas avoir recours, autant que possible, à des purgatifs drastiques, et ne pas s'adonner par exemple à l'usage habituel de l'aloès.

3° Favoriser toutes les sécrétions ; appeler surtout le sang à la peau et aux extrémités supérieures, par des frictions, par l'usage des flanelles, et quelquefois même par l'emploi des bains sulfureux.

4° Éviter une vie de plaisirs et les excès de tout genre ; ne pas s'adonner à la lecture des romans ou des livres qui peuvent stimuler les pensées érotiques ; user modérément du coït, surtout aux époques cataméniales.

5° Faire un exercice modéré ; éviter les marches prolongées, la station verticale pendant une grande partie de la journée, l'équitation, les promenades ou les voyages en voitures mal suspendues, etc. etc.

Enfin le médecin devrait combattre de bonne heure, et pour ainsi dire dès leur apparition, les états fébriles, les inflammations viscérales, les diathèses, etc. etc. Je ne puis entrer dans de plus grands détails à ce sujet.

B. Locaux. Ils consistent à éviter, autant que possible, l'emploi des pessaires, l'introduction souvent répétée du spéculum pour constater l'état des parties génitales internes ou du col utérin, le toucher vaginal prolongé ou exercé par plusieurs personnes dans une même séance, comme cela arrive dans les écoles, où cette manœuvre, peu ménagée quelquefois, précipite dans certains cas le moment de l'accouchement, après avoir d'abord causé une congestion utérine.

On devrait combattre de bonne heure les maladies de l'utérus ou de ses annexes ; et surtout il faudrait éviter les cautérisations du col, le cathétérisme utérin, les opérations graves qui peuvent être une cause de frayeur, etc. etc.

Enfin le médecin doit surveiller les congestions cataméniales qui, souvent sans gravité, peuvent en acquérir assez pour occasionner parfois de très-graves accidents, et il doit les combattre très-promptement, s'il y a menace d'avortement ou d'accouchement prématuré.

Il faut surveiller surtout ces avortements qui se font pour ainsi dire à époque fixe et plusieurs fois de suite chez la même femme, et combattre les premiers symptômes de congestion utérine, pour ne pas avoir à combattre ses conséquences. C'est quelquefois dans ces cas si difficiles pour le praticien, qu'il faut recommander à la femme grosse l'observation de toutes les règles hygiéniques que j'ai données tout à l'heure, la position horizontale pendant une grande partie de la journée, et même, dans certains cas, le repos absolu sur une chaise longue.

Moyens curatifs.

La première indication que doit remplir le médecin appelé près d'une femme qu'il reconnaît être sous le coup d'une congestion utérine, c'est de faire cesser promptement la cause de cette congestion. De sages précautions, quelques règles hygiéniques, suffisent dans un grand nombre de cas.

Mais, si l'on a affaire à une congestion contre laquelle il faut nécessairement agir, c'est par les moyens suivants qu'on devra chercher à la combattre.

A. *Moyens généraux.* Ce sont de simples adjuvants : tels sont le repos absolu, la position horizontale dans le lit, le bassin plus élevé que la tête ; engager la malade à rester dans un calme parfait d'esprit et de corps ; relever son moral, s'il est abattu par des chagrins ou par la peur. S'il y a une exaltation très-vive de la sensibilité générale, on peut employer les sédatifs, les antispasmodiques.

Dans un certain nombre de cas, il peut être très-utile de faire faire de profondes inspirations à la malade pendant quelques minutes, afin d'appeler le plus de sang possible dans le poumon, le cœur et le foie.

Enfin il faut recommander une diète légère ou absolue, selon les cas ; des boissons froides, tempérantes, etc. etc.

B. *Dérivatifs.* Les dérivatifs, tels que des sangsues ou des ventouses scarifiées, appliquées à l'hypogastre, aux aines, aux lombes ou à l'anus, recommandés par Gardien et par quelques auteurs, sont des moyens dangereux. Le conseil que donne Hippocrate de les appliquer sur les mamelles (1), dans les cas de métrorrhagie, ne me paraît pas devoir être suivi lorsqu'il ne s'agit que d'une congestion ; mieux vaudrait les placer sur la partie antérieure de la poitrine ou sur le dos, si la congestion était très-prononcée. On pourrait même peut-être faire usage des ventouses de M. Junod, appliquées aux

---

(1) *OEuvres complètes d'Hippocrate,* traduct. de Littré, t. III, Aphor., sect. **v**, aphor. 50.

bras. Il va sans dire que la saignée du pied devrait être encore rejetée avec plus de raison que les saignées locales dont je viens de parler.

Les sangsues appliquées sur le col utérin, qui sembleraient être un moyen très-redoutable, pourraient être au contraire très-efficaces en désemplissant directement les vaisseaux de l'organe congestionné lui-même. Je ne doute même pas que l'on ne puisse retirer les meilleurs résultats de cette pratique, dans ces cas de vomissements incoercibles par exemple, où toute médication échoue, parce qu'on ne la dirige pas directement contre la plénitude des vaisseaux utérins, et l'observation du Dr Clertan, que je relaterai plus loin, montre de la manière la plus évidente les fruits qu'il a retirés de cette manière de faire.

Mais, dans la plupart des cas, on doit opérer la révulsion sur toute la surface du corps ou vers les membres supérieurs; c'est ainsi que des bains généraux très-chauds, des frictions sèches ou avec un liniment excitant, des sinapismes promenés sur les bras et sur le dos, l'application sur les mêmes points de quelques gouttes d'huile de croton tiglium, peuvent être très-utiles.

Les injections froides et les lavements froids doivent presque toujours être conseillés; il est bon d'ajouter quelques gouttes de laudanum.

Déplétifs. Il faut éviter l'emploi des purgatifs drastiques, qui congestionnent tous les organes du petit bassin et ne feraient qu'accroître le mal; il faut préférer les lavements légèrement purgatifs quand on a à combattre une constipation qui peut entretenir la congestion utérine.

La saignée générale est quelquefois nécessaire; mais elle ne doit être faite que lorsqu'on constate des signes d'une pléthore générale, car les travaux de MM. Andral et Gavarret, Becquerel et Rodier, ayant appris que le sang est toujours appauvri dans la grossesse, les indications de la saignée générale doivent être beaucoup plus rares qu'on ne l'a pensé longtemps. Elle fait cesser la congestion utérine très-promptement, dit-on ; je n'en disconviens pas ; mais elle enlève à la mère une certaine somme de matériaux organiques dont elle n'est que bien rarement trop riche, et il vaut beaucoup mieux, je crois, appeler le sang ailleurs qu'en priver la femme grosse. C'est du reste la ligne de conduite que M. Mattei a toujours en vue et dont il retire les plus grands avantages. Si la congestion s'accompagne de symptômes faisant craindre un avortement ou un accouchement prématuré, tels que l'amincissement du segment inférieur, l'efface-ment et même la dilatation du col, et surtout l'établissement de con-tractions utérines, il faut veiller de plus près encore à ce que la femme garde le repos absolu, la position horizontale, et lui faire administrer plusieurs fois dans les vingt-quatre heures des injec-tions froides et des lavements opiacés.

Si on constatait l'intermittence ou la périodicité des accidents contre lesquels on a à lutter, c'est au sulfate de quinine uni à l'o-pium qu'on devrait s'adresser.

Enfin je dois dire quelques mots des préparations iodées qu'on a recommandées depuis quelques années contre les vomissements de la grossesse. Les succès si vantés qu'on a obtenus par cette médica-tion m'ont toujours paru être une conséquence de l'action physiolo-gique de l'iode administré à l'intérieur, et non le résultat d'un trai-tement empirique. L'iode, en effet, lorsqu'il est administré à petites doses, agit sur tout l'organisme ; il augmente l'appétit, amène une perfection inaccoutumée dans les digestions, et par suite une assi-milation plus complète : d'où une réparation très-active, le dévelop-pement des forces et la santé générale. En un mot, l'iode, à petites doses, n'est pas un altérant ; c'est un tonique, comme le fer et le quinquina, et il convient très-bien, comme eux, dans les cachexies. Or la plupart des femmes grosses, étant anémiques et dyspeptiques, doivent, à ce double point de vue, retirer les meilleurs fruits de l'administration de l'iode.

En outre, l'iode, qui agit si puissamment comme fondant de toutes les tumeurs, peut aussi très-bien combattre la *pléthore locale* de l'u-térus et tous les phénomènes qui l'accompagnent par l'activité qu'il imprime à la résorption interstitielle; c'est de cette manière, du moins, qu'on peut s'expliquer pourquoi il soulage les vomissements et autres phénomènes dits sympathiques de la grossesse. Mais, malgré ces propriétés précieuses, l'iode a une action trop lente pour être applicable au traitement de la congestion proprement dite; tout au plus il pourra être employé comme moyen prophylactique. J'ai pu du reste, pour ma part, constater déjà plusieurs fois son insuffisance et même son inefficacité. C'est pourtant un moyen auquel il est bon d'avoir recours, et qui peut rendre de grands services, surtout si on parvient à reconnaître chez la femme une disposition lymphatique bien prononcée.

QUATRIÈME PARTIE.

Observations.

J'aurais pu rapporter ici une foule d'observations empruntées soit à Mauriceau, soit à de Lamotte, soit à Goubelly, soit encore à d'autres, et qui auraient largement témoigné de l'existence des congestions utérines pendant la grossesse, et de leur influence sur les avortements et sur les accouchements prématurés; mais, outre que ces auteurs ne les ont pas décrites comme des observations de congestion utérine, ce que j'en ai dit dans la partie historique de ce travail, en parlant du traitement qu'ils savaient opposer à un état pathologique qui leur était resté inconnu, m'engage d'autant plus à les rappeler seulement que j'ai pu trouver dans les auteurs contemporains la relation de quelques cas plus ou moins positivement reconnus sous le nom de *congestions utérines*.

Ce petit nombre d'observations, qui constitue tout ce que j'ai pu trouver sur ce sujet parmi les auteurs modernes, suffit du reste pour faire voir que, depuis quelques années, l'attention de plusieurs médecins s'est dirigée vers l'étude à laquelle j'ai consacré cette thèse ; mais c'est surtout dans le recueil des observations personnelles de M. le Dr Mattei, observations à la rédaction desquelles il m'a été donné de participer quelquefois, que j'ai trouvé une source précieuse de matériaux venant à l'appui des idées qu'il professe et qu'il m'a appris à partager. Comme il eût été beaucoup trop long de publier ici toutes celles qui pourraient concourir à former la base déjà solide sur laquelle reposent nos opinions aujourd'hui communes, j'en ai choisi un certain nombre qui témoignent, chacune par les faits qu'elle contient, de l'enseignement que nous avons cru pouvoir en retirer. J'ai cru aussi, pour les mêmes motifs, pouvoir ne prendre de chaque observation que la partie qui touche plus spécialement à mon sujet.

OBSERVATION A (1). (Dr MATTEI.)

Indispositions de la grossesse arrivant avec chaque époque cataméniale ; accouchement
à la neuvième époque cataméniale.

Mme R....., 21 ans, primipare.

Dans les premiers jours de septembre 1857, elle a commencé à voir ; mais le sang s'est arrêté au bout de deux jours, ce qui ne lui était pas encore arrivé. Dans les premiers jours d'octobre, le sang a manqué complétement, et des vomissements ont apparu. Au bout de quelques jours, ils avaient cessé ; mais dans les premiers jours de novembre (nouvelle époque cataméniale) ils ont reparu.

Les signes rationnels de la grossesse n'étant pas douteux, la malade prend pour combattre ces vomissements un des paquets suivants, matin et soir :

Sous-nitrate de bismuth....... 0,30
Magnésie calcinée............ 0,50
Opium brut pulvérisé........ 0,15

Dès le troisième paquet, la malade ne vomit plus, et les nausées vont en diminuant de jour en jour.

Au commencement de décembre (nouvelle époque cataméniale), céphalalgie et un peu de fièvre combattus avec succès par une potion calmante, et 2 pilules par jour de 0,10 de sulfate de quinine chacune.

____

(1) Voy. *le Courrier médical* du 5 janvier 1861, obs. 101.

Au commencement de mars (sixième époque cataméniale), toux fatiguante, constipation, tiraillements pénibles dans les parois abdominales, douleur à la base du thorax.

Le 30 mai, qui est à peu près exactement la neuvième époque cataméniale, le travail s'établit.

Réflexions. On voit de la manière la plus évidente, chez cette femme, les malaises de la grossesse arriver exclusivement à chaque époque cataméniale et sous des formes variées. C'est qu'à ces époques, une congestion se fait vers l'utérus gravide, comme dans l'état de vacuité, et que l'utérus, péniblement affecté par l'afflux sanguin dont il est le siége, propage par irradiation ou par réflexion cette souffrance aux organes éloignés ; de là des vomissements, des névralgies, etc. etc. Enfin on voit l'accouchement se faire sous l'influence de la neuvième époque cataméniale.

OBSERVATION *B* (1). (Dr Mattei.)

Indispositions de la grossesse résultant de la souffrance utérine développée par les congestions cataméniales ; symptômes et traitement de ces congestions ; accouchement spontané à terme.

Mme G....., multipare, a eu ses dernières règles du 20 au 25 novembre 1857.

Le 25 décembre, pas d'écoulement sanguin ; mais elle a été indisposée comme s'il devait avoir lieu.

Dans la journée du 20 mars (époque cataméniale), Mme G..... est allée faire quelques visites à pied dans le voisinage, mais sans se fatiguer. A peine rentrée, elle est prise de douleur au bas-ventre, qui, devenant de plus en plus vives, l'ont forcée de se mettre au lit.

Je trouve un pouls agité, ventre sensible à la pression ; l'utérus, très-accessible au-dessus du détroit et à droite, est tendu et douloureux à la pression. Pas de nausées, pas de vomissements, pas de vertiges ni de céphalalgie, mais il y a seulement de caractéristique des contractions utérines, sensibles à la main, et qui arrivent toutes les six ou huit minutes, comme si l'accouchement devait avoir

---

(1) Voy. le *Courrier m dical* du 12 janvier 1861, obs. 102.

lieu. Il y avait évidemment ici une congestion utérine tenant à l'époque cataméniale; aussi je me suis contenté de laisser la femme horizontalement au lit.
— Sinapismes aux bras, cataplasme laudanisé sur le ventre; 12 gouttes de laudanum dans un quart de lavement.

Avec ces moyens, les contractions ont diminué; mais, à neuf heures, un vomissement a eu lieu, nouvelle preuve de la congestion et de la souffrance utérines.
Après cela, tout est rentré dans l'ordre, et, le 21, je trouve la malade tout à fait
calme. Le globe utérin est moins tendu et moins douloureux.

Le 22 (époque cataméniale), mêmes symptômes, mais qui disparaissent spontanément par le repos au lit.

25 mai, les symptômes de la congestion cataméniale sont plus forts, et je répète avec le même succès les sinapismes aux bras, le laudanum. Ces congestions ont été de plus en plus faibles aux époques cataméniales suivantes, et, dans
les derniers jours du mois d'août (neuvième époque), apparaissent des malaises,
des douleurs de reins, poids au bas-ventre, écoulement muqueux abondant par
le vagin. Cependant le travail ne se décide tout à fait que le 5 septembre.

Réflexions. Cette observation montre combien on doit rattacher
à la souffrance utérine les phénomènes dits sympathiques de la
grossesse, et combien cette souffrance n'est souvent que le résultat
de la congestion de l'organe gestateur; elle montre aussi l'influence
de l'époque cataméniale sur le développement des troubles de la
santé. Enfin le traitement révulsif, employé et combiné à la position
horizontale dans le lit, montre, par le succès qui l'a suivi, que
c'était bien la congestion utérine qu'il fallait combattre.

OBSERVATION C. (Dʳ Mattei.)

Congestions utérines développées par le coït chez une femme grosse.

Mᵐᵉ L....., 23 ans, tempérament lymphatico-nerveux, constitution maladive :
multipare, a eu ses dernières règles du 25 au 27 octobre 1858.

Dans le courant de mai 1859, elle se trouva souffrante à la suite de vives con-
trariétés.

En juin, un jour qu'elle venait d'avoir plusieurs assauts amoureux très-vifs
avec son mari, elle fut prise, au bout de deux heures, de nausées et de vomis-

sements. Le ventre, pendant ce temps, était gonflé et très-sensible. Quinze jours après, et dans la même circonstance, réapparition des mêmes accidents.

Le 1er août, névralgies dentaires qui résistèrent à tous les moyens que j'employai ; elles cessent seulement d'elles-mêmes dès que la douleur utérine reparaît, pour recommencer dès que celle-ci ne se fait plus sentir. J'ai fait observer à la malade que peut-être une douleur masque l'autre : elle s'étudie et me répète obstinément ce qu'elle m'a dit d'abord. Enfin le travail s'établit dans la nuit du 6 au 7 août.

Réflexions. Il s'agissait évidemment dans ce cas d'une congestion utérine développant des phénomènes sympathiques du côté du tube digestif. Car, s'il ne se fût agi que d'un état nerveux, spasmodique, le développement des accidents aurait eu lieu pendant le coït ou immédiatement après lui ; tandis que, dans le cas que je viens de relater, la congestion de l'utérus a été le premier résultat des excès génésiques auxquels s'est livrée la femme ; et c'est comme phénomènes réflexes de la souffrance éprouvée par l'utérus congestionné que se sont produits, au bout de plusieurs heures, les nausées, les vomissements, etc.

OBSERVATION *D* (1). (Dr MATTEI.)

Primipare ; menstruation fréquente et abondante coïncidant avec un tempérament nerveux ; la manière de compter les époques cataméniales par mois de trente jours est vraie, même dans les cas où les règles arrivent plus souvent, pour prédire l'époque de l'accouchement ; vomissements apparaissant avec la suppression de la première époque cataméniale.....

Mlle R. P....., 26 ans, d'un tempérament nerveux, réglée depuis l'âge de 13 ans et demi, toutes les trois semaines et pendant six jours. Sa mère ne voit qu'une fois par mois, mais abondamment ; sa sœur ne voit non plus qu'une fois par mois et faiblement.

Elle se rappelle que, le 8 janvier 1858, elle eut ses règles comme à l'ordinaire ; elle les attendait le 30, et elles ne vinrent pas : la fécondation avait donc eu déjà

____

(1) *Courrier médical* du 16 mars, obs. 107.

lieu. Interrogée sur les circonstances qui ont accompagné les rapprochements sexuels, elle dit avoir eu, le 17 janvier, un rapprochement avec le père de son enfant, mais que l'acte n'avait pas été de nature à faire que la fécondation fût possible.

Le 20 et le 24 au contraire, les rapprochements sexuels furent complets, et, dès le 24, mais surtout les jours suivants, elle fut prise d'anorexie et de vomissements qui ont duré jusqu'au 6 février seulement, c'est-à-dire pendant tout le temps qu'aurait dû durer l'écoulement menstruel. La non-apparition des règles et les vomissements furent pour Mlle R. P..... les signes de la grossesse.

Dans le cours des neuf mois, Mlle R. P..... n'a pas été très-malade; mais elle a ressenti des malaises fréquents, et surtout elle a eu souvent des névralgies dentaires du côté gauche, où elle a des dents cariées.

Comme elle a eu ses règles du 8 au 14 janvier, la neuvième époque cataméniale, en comptant les mois de trente jours, correspond du 8 au 14 octobre. En effet, le 15 de ce mois, la femme arrive à la Maison d'accouchements. Le col offre une dilatation de 0,03 de diamètre; les contractions utérines sont très-prononcées, mais l'accouchement ne peut avoir lieu qu'à l'aide du forceps.

Réflexions. Cette femme offre un de ces exemples qu'on observe souvent dans les villes; c'est que l'abondance du sang menstruel n'est pas toujours en harmonie avec la masse du sang. Le tempérament nerveux, soit qu'il appelle les congestions utérines avec une grande vivacité, soit qu'il coïncide avec toute autre modification qui nous échappe, s'accompagne souvent, chez les femmes des grandes villes, d'une menstruation précoce et abondante. Il n'en est pas de même de la fréquence de son apparition; celle-ci paraît tenir plutôt aux races et surtout aux familles. Ce cas est une exception, sous ce dernier point; mais la règle n'en existe pas moins.

Si, comme le croient les Allemands, l'accouchement arrivait habituellement à la dixième époque cataméniale de vingt-huit jours, ou plutôt ici de quinze jours, l'accouchement serait arrivé bien antérieurement à l'époque où il a eu lieu; tandis qu'il est arrivé exactement à la neuvième époque cataméniale après la fécondation, en comptant par trente jours. Les vomissements arrivent rarement dès les premiers jours de la fécondation, comme cela a eu lieu dans

10

ce cas ; mais il faut remarquer que ce moment coïncidait aussi avec l'époque cataméniale, et pour moi c'est précisément cette congestion cataméniale qui a été la cause principale des troubles digestifs : en effet, la congestion finie, le vomissement a disparu.

OBSERVATION E. (Dr MATTEI.)

Congestions utérines cataméniales pendant la gestation ; névralgies rhumatismales et congestions à type intermittent (1).

Mlle P. D....., couturière, âgée de 25 ans, tempérament lymphatico-sanguin, quelques bronchites, multipare, a vu ses dernières règles du 27 au 31 mai 1858. Dès le deuxième mois de la grossesse, elle a été prise, à l'époque cataméniale, de douleurs ayant le caractère du travail, et a perdu à diverses reprises de l'eau rousse. Peu à peu tout s'est calmé, pour revenir aux époques cataméniales suivantes.

Le 2 octobre 1858, elle a été prise de malaises qui ont été bientôt suivis de douleurs vives dans le côté droit de l'abdomen, s'irradiant vers les lombes, l'épigastre et le bas-ventre. Ces douleurs se sont manifestées plusieurs jours de suite, presque à la même heure, et se sont accompaguées de sortie de mucosités rougeâtres.

Le 5, à cinq heures du soir, pendant l'existence de la douleur, le sang a paru par la vulve.

Le 6 et le 7, à la même heure, nouvelle douleur et nouvelle hémorrhagie.

Le 8, à dix heures du soir, la douleur et surtout l'hémorrhagie se montrent plus intenses. On me prie de voir la malade.

Je la trouve dans une grande anxiété. La matrice, qui est à deux doigts du nombril, est dure au palper et douloureuse; mais la douleur se manifeste surtout dans tout le côté droit de l'abdomen, dans les parois abdominales encore plus que dans les organes profonds, et rien de semblable n'existe à gauche. Par le toucher vaginal, je trouve la lèvre antérieure du col molle et rugueuse, la postérieure mince, et l'orifice du museau de tanche si fermé qu'il m'est impossible de le franchir.

---

(1) Cette observation a paru, avec tous ses détails, dans le *Courrier médical* du 2 mars 1861, obs. 106.

La perte du sang n'est pas forte ; mais, comme elle s'est répétée, la malade est bien faible. Le pouls est fréquent plutôt que fébrile.

Je diagnostique une névralgie lombo-abdominale à type intermittent, et compliquant une congestion utérine. (Laudanum par la bouche et en lavement.) Dans la nuit, la douleur a diminué, mais la perte a continué, quoique minime.

Le 9, moins de sensibilité locale, l'utérus plus souple. (Bain général ; 1 gr. 50 de sulfate de quinine qui empêche le retour périodique de la douleur.) La perte continue ; cette perte ne tient plus à la congestion, comme lorsqu'elle avait lieu avec la douleur ; elle paraît tenir à un décollement de l'œuf. Mes efforts pour l'arrêter sont désormais insuffisants : je me décide à provoquer le travail de l'expulsion.

Réflexions. Cette observation montre les époques cataméniales amenant des douleurs de reins ayant le caractère de celles de l'enfantement et un écoulement d'eau rousse par le vagin ; elle montre aussi la souffrance utérine déterminée par la congestion cataméniale amenant une névralgie à type intermittent ; elle montre enfin que la congestion cataméniale du cinquième mois a été assez forte, et l'hémorrhagie qui en a été la conséquence assez rebelle, pour déterminer l'accoucheur à provoquer le travail de l'expulsion.

OBSERVATION F. (Dr CLERTAN) (1).

Vomissements incoercibles pendant la grossesse, arrêtés par une application de sangsues sur le col utérin ; par M. le Dr Clertan (de Dijon).

Mme C....., enceinte pour la quatrième fois, avait déjà eu trois grossesses heureuses ; la troisième avait été double. Vers le milieu du troisième mois, des vomissements survinrent et devinrent de jour en jour plus opiniâtres, à ce point que, vers le huitième jour, les boissons étaient rejetées, en si petite quantité qu'elles fussent prises.

Je fus appelé au commencement du troisième septénaire. L'amaigrissement était très-visible ; la face pâle, fatiguée ; la soif inextinguible ; la faiblesse déjà sensible. Les efforts des vomissements avaient lieu de cinq en cinq minutes dans l'état de

(1 Observation du Dr Clertau (*Gazette des hôpitaux*, 1853).

veille, et de demi-heure en demi-heure pendant le sommeil. Une sensation de pesanteur, sans douleur, était ressentie dans tout l'épigastre. J'employai en vain contre ces accidents, en les variant après vingt-quatre heures d'usage, les acides minéraux, l'éther en potion, le castoréum, les topiques de belladone, les opiacés, la glace, et enfin, dans la prévision d'un état pathologique de l'utérus, les ventouses, les sinapismes révulsifs.

Après huit jours de tentatives sans résultat, la faiblesse et l'amaigrissement ayant considérablement augmenté, j'appelai deux de mes confrères les plus dignes de ma confiance. Ils revinrent à la combinaison de plusieurs moyens employés également, et conseillèrent des tampons belladonés sur le col. Après cinq jours, les vomissements n'avaient rien perdu de leur opiniâtreté, la peau était devenue froide; le pouls petit, serré, fréquent; la face décolorée, l'expression anxieuse, les lèvres sèches, la bouche contractée. Je résolus alors d'attaquer directement l'organe dont l'état morbide, à coup sûr, me paraissait devoir être la cause sympathique de ces vomissements prochainement mortels. J'appliquai le spéculum : le col utérin m'apparut plus volumineux qu'il ne devait l'être à cette époque de la gestation, son tissu dur et d'un rouge foncé. J'appliquai 12 sangsues; la saignée fut d'environ 200 grammes.

Deux heures après avoir arrêté l'écoulement, je fis prendre à la malade quelques cuillerées de bouillon froid (les vomissements, après une demi-heure d'écoulement, n'étaient survenus que deux fois); elles furent acceptées et digérées. Une seconde dose fut rejetée. Deux heures après, on revint à un demi-verre de bouillon affaibli : il fut conservé; les vomissements cessèrent.

Je prescrivis l'usage de petits potages successivement plus substantiels.

Enfin, après cinq jours de régime de plus en plus réparateur, la malade revint à la vie ordinaire, et accoucha à son terme de deux filles bien portantes. (*Journal de médecine et de chirurgie pratiques.*)

Le Dr Delbet, à propos de cette observation, dit dans sa thèse inaugurale de 1854 (Paris) : «Ces vomissements tenaient-ils bien dans ce cas à une congestion utérine ? On serait tenté de le croire; mais ce fait est unique et ne saurait constituer une preuve suffisante.»

Réflexions. On voit, par cette observation, combien le traitement, si savamment dirigé contre des vomissements incoercibles, a échoué tant qu'il n'a pas été dirigé directement contre la congestion utérine; on voit aussi combien la saignée du col utérin a amené une guérison de ces accidents subite et durable. On voit enfin que le

Dr Clertan n'a pas dit lui-même : ces vomissements étaient dus à la congestion utérine, et que le Dr Delbet, quoique disposé à admettre cette opinion, ne l'avance encore que timidement, et ne veut pas juger la question par un fait jusque-là unique.

Pour nous, le succès obtenu par le Dr Clertan dans un cas aussi grave ne nous permettrait plus d'hésiter un seul instant à imiter sa conduite, si nous nous trouvions dans la même situation ; et il devrait même engager les praticiens à examiner le col utérin, si nul autre signe de la congestion de la matrice ne leur donnait l'explication de vomissements aussi rebelles.

OBSERVATION *G.* (Dr Mattei.)

Nausées et vomissements coïncidant avec la suppression des menstrues au premier mois de la grossesse; congestion utérine développant aussi des douleurs névralgiques dans le douzième espace intercostal; pression du globe utérin à travers de l'abdomen, et toucher vaginal éveillant les phénomènes sympathiques de la congestion utérine.

Mme M. M....., 33 ans, couturière, tempérament lymphatique, a eu des abcès froids à l'angle gauche du maxillaire inférieur, quelques déformations rachitiques des membres inférieurs.

Cette femme a vu du 21 au 23 février 1858 pour la dernière fois. Elle avait alors un fort rhume qui, dit-elle, s'est arrêté tout court, tandis que d'habitude ses rhumes lui durent plusieurs semaines; de plus, elle avait des migraines toutes les trois ou quatre semaines, et elle n'en a plus eu. Malgré cela, elle ne s'est aperçue qu'elle était grosse qu'à l'époque cataméniale de mars. Alors elle a commencé à avoir des nausées, et le malaise du tube digestif ne l'a plus quittée.

Aujourd'hui, 20 mai, son ventre est très-sensible, ainsi que l'épigastre. Il y a des douleurs tout le long du côté droit et en avant de la poitrine, et la pression détermine en ces points une vive douleur dans le douzième espace intercostal. Le toucher vaginal est très-pénible pour la malade, et, chose que j'ai déjà trouvée dans d'autres grossesses maladives et même dans les engorgements utérins, il réveille ou exaspère, comme la pression de l'utérus à travers les parois abdominales, les douleurs épigastriques et les vomissements ; quelquefois même il provoque un sentiment de constriction au larynx.

J'ordonne deux bains chauds par semaine, frictions sur la peau, et les préparations iodées. La malade se trouve soulagée.

Réflexions. Cette observation prouve, par la sensibilité exagérée
que l'utérus manifestait au palper et au toucher, que cet organe était
congestionné.

Elle prouve aussi que les douleurs épigastriques et intercostales
étaient bien sous la dépendance de la souffrance de l'utérus congestionné, puisque le toucher vaginal et même le palper abdominal
suffisaient pour les faire naître ou les accroître.

OBSERVATION H. (Dr MATTEI.)

Congestion utérine simulant le travail ; cessation de tous les symptômes par un
traitement dirigé contre la congestion.

Dans la nuit du 5 au 6 août 1859, j'ai été réveillé par une dame de la maison
que j'habite. Cette dame, enceinte de sept mois révolus, a été prise, dans la journée du 5, de douleurs de reins allant au bas-ventre et arrivant à des intervalles
égaux, comme les contractions du travail.

Cette femme, jeune et assez bien portante, d'une taille élevée, a déjà eu deux
enfants à terme et une fausse couche de peu de jours.

Dans cette grossesse, elle n'a pas souffert, et c'est sans cause appréciable qu'elle
a été prise tout à coup de douleurs.

Appelé près d'elle à minuit, je trouve l'utérus dépassant l'ombilic de deux travers de doigt. Le globe utérin n'est pas contracté au moment où j'examine la
femme. Je trouve, au toucher vaginal, le col très-long, mais un peu ramolli et
assez entr'ouvert pour que je parcoure toute sa longueur et que j'arrive à l'œuf
avec facilité, ce qui ne devrait pas être à cette époque de la grossesse. J'ordonne
les sinapismes aux bras pour combattre la congestion utérine qui est la cause de
ce faux travail. La perte blanche, qui avait considérablement augmenté depuis le
commencement de cet accident et qui s'était même accompagnée de l'écoulement
d'un peu de sang, ne me laissa aucun doute sur l'existence de cette congestion.
Depuis lors la malade, à qui j'ordonnai aussi un lavement salé, se calma ; le
sommeil revint dès que les douleurs eurent disparu, et elle put aller jusqu'à
terme.

Réflexions. Cette observation, dans laquelle M. Mattei regrette de n'avoir pas noté la date de la dernière irruption des règles, ne permet pas de savoir si la congestion utérine était causée par l'époque cataméniale. Tout nous porte cependant à le croire, puisque rien n'y a été noté non plus comme ayant pu causer cette congestion. Quoi qu'il en soit, elle montre combien le traitement révulsif arrêta promptement tous les symptômes de l'accouchement prématuré. Bien d'autres observateurs, je le sais, ont vu des cas semblables ; mais je doute qu'on les ait rapportés à une congestion utérine.

OBSERVATION I. (Dr DUFRESSE (1).

Congestions utérines simulant le travail; influence de la saignée et du repos pour dissiper tous les accidents; accouchement à huit mois, attribué par l'auteur lui-même de cette observation à ce qu'il a négligé à cette époque l'emploi des moyens thérapeutiques qu'il avait jusque là employés avec succès.

La femme d'un tailleur de la rue Saint-Honoré , brune et d'un tempérament sanguin, mariée à 17 ans, avait avorté dans ses deux premières grossesses, la première fois à cinq mois, la deuxième à quatre. A 20 ans, elle redevint enceinte. La première fois que je la vis (18 février 1840), elle était grosse de sept semaines et se portait fort bien. Ayant appris que des fausses couches s'étaient faites sous l'influence des efforts de la défécation , et que les fœtus étaient venus noirs , comme asphyxiés, je prescrivis, après m'être assuré des dimensions du bassin , d'entretenir le ventre libre, de manière que les garde-robes fussent faciles, et de prendre tous les jours un lavement froid.

Le 5 avril, la grossesse étant arrivée à trois mois et demi environ, je fus mandé en toute hâte. Cette dame éprouvait de légères douleurs de reins ; le col était mou, souple et entr'ouvert. Tout annonçait les préludes d'une fausse couche. Une saignée du bras de 4 onces, des lavements froids, des injections froides, la position horizontale, le siége plus élevé que la tête, et deux jours de repos, arrêtèrent ces symptômes alarmants.

---

(1) Observation rapportée par le Dr Dufresse ; voir le *Dictionn. des dictionn. de méd.* de Fabre, art. *Grossesse.*

Le 4 mai, les mêmes symptômes se renouvelèrent : une nouvelle saignée de 4 onces les arrêta.

Le 4 juin, j'obtins le même résultat de ce moyen.

Le 11 juillet, je fus forcé de recourir à la saignée pour la quatrième fois, avec autant de succès que les autres fois. J'obtins du calme jusqu'au 23 août, époque à laquelle quelques douleurs de reins se firent sentir. Comme la grossesse était arrivée à près de huit mois et que je ne craignais plus pour la vie de l'enfant, je m'abstins de saigner, et je me bornai à prescrire des lavements froids et le repos. J'eus grand tort, et je m'exposai ainsi à perdre le fruit d'un travail de six mois ; car l'accouchement se fit le 25 août, au terme de huit mois juste, et je suis bien convaincu que par une nouvelle saignée, il ne se serait fait qu'à neuf mois. L'enfant néanmoins vint vivant, et se portait encore très-bien deux mois après sa naissance.

Réflexions. Cette observation montre à la fois l'influence des congestions utérines sur l'établissement du faux travail et l'influence de la saignée sur ces congestions. Pour nous, qui attribuons à l'époque cataméniale une influence non moins grande sur la congestion de l'utérus, elle nous fait en outre penser que les dates du 5 avril, 4 mai, 4 juin, indiquées par M. Dufresse, devaient répondre exactement à ces époques cataméniales. Ce qui nous confirme encore dans cette opinion, c'est que la date de l'apparition des dernières règles n'a pas été notée ; c'est que, s'il dit *avoir été forcé de recourir à la saignée* le 11 juillet, les malaises duraient peut-être déjà depuis quelques jours ; c'est enfin l'opinion de l'observateur lui-même, qui est resté convaincu qu'il aurait pu empêcher par la saignée l'accouchement d'avoir lieu à 8 mois.....

OBSERVATION J. (Dr Mattei.)

Congestions utérines s'accompagnant d'une sensibilité si exagérée de la matrice, qu'elles ont fait croire à un rhumatisme utérin ; inefficacité du traitement dirigé contre le rhumatisme, succès du traitement dirigé contre la congestion ; saignée.

Mme A..... a vu ses règles pour la dernière fois le 16 octobre 1858. Pendant le mois de novembre, elle fut prise de douleurs dans le côté gauche du thorax, avec crachement de sang. On lui appliqua un emplâtre stibié. Dès lors il y eut du mieux. Je la vois le 27 avril 1859. Le globe utérin est très-douloureux à la pression, et il est déjà de niveau avec le nombril. Je crois d'abord à un rhumatisme utérin. — Caleçons de flanelle; frictions avec le baume tranquille; sulfate de quinine.

Tout cela ne fit rien, et, le 27 juin, elle revint me voir. Il est curieux de voir qu'en palpant le ventre, et surtout les parties latérales du globe utérin, même le côté gauche seulement, je réveille des douleurs intercostales à droite, douleurs qui vont même jusque dans l'épaule de ce côté. Tous les mouvements du fœtus sont douloureux. Pas de fièvre. Croyant avoir affaire à une névralgie rhumatismale, j'ordonne la quinine et l'opium. Non-seulement je n'obtiens pas d'amélioration, mais les douleurs augmentent; et, le lendemain, je suis mandé en toute hâte.

La malade est en proie à de vives douleurs abdominales et thoraciques. L'hyperesthésie de la peau est telle que le toucher le plus superficiel sur le ventre arrache des cris, et je ne puis, par cette raison, constater la douleur profonde que faisait éprouver la pression de l'utérus. Il y a de la fièvre; le visage est injecté. — Saignée de 150 gr.; cataplasmes émollients laudanisés.

Le soir, la malade est plus calme. Les urines sont fréquentes et rouges. La miction détermine de la cuisson, de la douleur. Le toucher n'est plus douloureux, et le col n'a subi aucune modification autre que celle qui correspond à l'époque de la grossesse. Je constate que l'utérus se contracte légèrement. Enfin la malade va très-bien, et se lève le 11 juin.

Le 14, les douleurs ont un peu reparu, et je m'en étonne peu, à cause de leur coïncidence avec l'époque cataméniale.

Le 15. Même état. La femme ne sent pas remuer son enfant. Sensibilité très-grande de tout l'abdomen. J'ordonne de promener des sinapismes sur les bras, et ils font merveille. Décidément je m'arrête aujourd'hui à regarder tout ce qu'éprouvait Mᵐᵉ A..... comme le résultat de la congestion de l'utérus.

Réflexions. Le titre même de cette observation me dispense de revenir sur l'enseignement qu'on doit en tirer.

OBSERVATION K. (Dr Briau) (1).

Enclavement de la matrice ; vomissements incoercibles ; réduction opérée par M. le professeur Moreau. Cessation des vomissements.

Mme X....., 25 ans, multipare, a vu ses dernières règles au commencement de mars 1856. Elle fut bientôt en proie à des vomissements incoercibles contre lesquels toute médication échoua.

M. le professeur Moreau, appelé en consultation, reconnut par le toucher vaginal que l'utérus était en rétroversion incomplète, et qu'en outre cet organe était profondément logé dans l'excavation du bassin ; il constata encore qu'il se trouvait incarcéré dans la courbure du sacrum, et resserré de toutes parts dans cette espèce de cul-de-sac osseux, sans pouvoir franchir l'angle sacro-vertébral. Aussitôt, par une manœuvre habile et prudente autant qu'heureuse, M. Moreau dégagea la matrice de cette situation anormale en la faisant remonter dans l'axe du détroit abdominal. A la suite de cette opération, qui n'occasionna aucune douleur, Mme X..... se sentit immédiatement soulagée. Le même jour, les vomissements cessèrent, et la malade put prendre et digérer quelques aliments légers. La nuit suivante, elle dormit bien : en un mot, à partir de ce moment, elle recouvra graduellement, mais rapidement, l'appétit, le sommeil, le calme, c'est-à-dire la santé, qui ne s'est pas démentie depuis. J'ajoute qu'en moins de quarante-huit heures, le ventre prit son développement normal et proportionnel à l'époque présumé de la grossesse.

Les conclusions de ce fait sont :

1° Que l'enclavement de l'utérus gravide dans la concavité du sacrum est une cause de vomissements incoercibles.

2° Que dans ce cas le dégagement mécanique de l'organe fait immédiatement cesser les accidents.

Je dois ajouter que M. Moreau m'a dit avoir rencontré plusieurs fois des cas semblables où la même manœuvre a été suivie d'un égal succès.

Réflexions. Les conclusions du Dr Briau, aussi justes que précises, ne peuvent cependant m'empêcher de croire que la conges-

---

(1) Voir l'observation rapportée par le Dr Briau, *Bulletin de l'Académie,* 1856.

tion dont l'utérus a dû être le siége dans ce cas si remarquable a été pour quelque chose dans le développement et dans la persistance des vomissements ; car il en est de ce fait comme d'une hernie étranglée, où ce n'est pas tant le déplacement du viscère qui est la cause des accidents, comme le trouble immédiat apporté dans sa circulation. En effet, pendant que le retour du sang veineux est rendu difficile ou impossible par une compression mécanique, le sang artériel continue d'affluer dans l'organe déplacé ; celui-ci se congestionne, augmente de volume, et alors surtout se déclarent les symptômes de l'étranglement. La tumeur est-elle réduite, aussitôt la circulation veineuse reprend son cours, la congestion disparaît, et les accidents cessent. Une observation de M. le Dr Mattei, publiée dans le numéro du 30 août 1860, *Gazette des hôpitaux*, confirme l'observation que je viens de citer, en même temps qu'elle démontre que l'enclavement de la matrice, même sans déviation de cet organe, peut causer des accidents de congestion et de souffrance utérines.

OBSERVATION *L.* (Dr MATTEI.)

Troubles digestifs, malaises, coïncidant avec une présentation du siége et disparaissant en grande partie après la version céphalique ; placentite.

Mme M....., 27 ans, bonne constitution, a eu déjà deux grossesses ; la dernière surtout a été pénible, à cause de dérangements du tube digestif, et s'est terminée juste à la neuvième époque cataméniale. Elle venait de sevrer son enfant, et ses règles n'avaient pas encore reparu, quand elle redevint enceinte, vers la fin de janvier 1857. Elle s'aperçut bientôt de son état aux maux d'estomac qu'elle éprouva.

Cette grossesse a, dès le commencement, été plus pénible que les deux premières. Nausées presque continuelles, et quelquefois même défaillances. Elle n'a cependant jamais vomi. Dès le début de la grossesse, Mme M..... a eu une perte blanche très-abondante, qui, malgré les soins de propreté, irritait fortement les parties génitales. Une douleur venant par élancements, le soir en se couchant et quelquefois la nuit, occupait le côté droit du ventre. Tous les matins, malaises plus réguliers encore et beaucoup plus marqués.

Appelé en juillet, je trouve la malade maigre, pâle, fatiguée; elle a souvent, après déjeuner, de l'anxiété, des douleurs cardialgiques, des maux d'estomac....., Je tentai de relever les forces par des toniques, et j'y réussis, mais incomplétement.

17 août. La grossesse touchant à son septième mois, je pus, par le palper abdominal, constater une présentation du siége à laquelle étaient dus probablement les malaises signalés, et qui m'avaient, depuis le premier jour, fait diagnostiquer une congestion utérine. Du reste, la placentite que je reconnus en examinant le délivre ne fit plus tard que me confirmer dans cette opinion.

Quoi qu'il en soit, l'enfant était en position sacro-iliaque droite postérieure, et je parvins par des manœuvres externes à changer cette présentation en une présentation du sommet.

Depuis ce moment, les malaises ont beaucoup diminué : les douleurs ont en grande partie disparu; la perte seulement n'a pas cessé tout d'abord. Ce n'est qu'en septembre que la malade s'est trouvée tout à fait soulagée. L'accouchement, qui, d'après mon compte, aurait dû se faire vers la fin d'octobre, n'a eu lieu que le 3 novembre. La grossesse est donc allée jusqu'à son terme, et même au delà ; mais ce retard est fréquent lorsque, par une cause quelconque, le fœtus ne s'est pas développé d'une manière régulière.

Réflexions. Il est à peine besoin, je pense, de faire ressortir ce qu'il y a de frappant dans cette observation : la disparition des malaises et le retour à la santé à partir du jour où a été opérée la version céphalique.

OBSERVATION *M.* (Dr Mattei.)

Présentation du siége; malaises de la grossesse. Dans le courant du neuvième mois, version céphalique, qui fait cesser tous les symptômes de la congestion utérine.

Mme L....., laitière, rue Saint-Séverin, huitième grossesse, a vu ses dernières règles du 6 au 14 mars 1860, et si abondamment qu'elle a cru à une perte. Au bout de huit jours, elle avait déjà des dégoûts et du ptyalisme qui lui ont fait dire qu'elle était grosse, même avant la non-apparition des menstrues du mois d'avril. Ces malaises ont persisté pendant huit mois consécutifs. Le caractère de Mme L..... était devenu très-irritable. Dès les premiers mouvements qu'a faits son enfant, elle avait été étonnée de ne le sentir remuer que très-bas; ces mouvements étaient douloureux pour la femme, et l'enfant les répétait souvent. Mme L..... présentait aussi des varices et de l'œdème aux extrémités inférieures.

29 novembre. Je reconnais par le palper une présentation du siége. La tête était en haut et en avant, le tronc à gauche, le sacrum à gauche au-dessus du détroit; et ce qui confirmait ce diagnostic porté par le palper, c'est que la contre-épreuve ne faisait pas trouver de tumeur céphalique sur le détroit supérieur. Résolu de pratiquer la version céphalique, je me proposais de me faire assister d'un de mes élèves, quand, dans ma visite du 24 novembre au soir, je fis chez Mme L..... quelques tentatives pour me rendre compte des difficultés que m'offrirait cette manœuvre. Quelle ne fut pas ma surprise lorsque, après avoir de nouveau constaté une présentation S. I. G. A., je poussai la tête de gauche à droite, et de bas en haut, puis très-doucement et très-lentement de haut en bas..... Je sentis le fœtus glisser et achever de lui-même l'évolution, pour se placer en O. I. D. P. Je constatai alors la présence de la tête sur le détroit, et j'appliquai un bandage de corps assez serré pour éviter que l'enfant ne revînt à son ancienne position.

Dès le 25 au matin, cette femme put sortir pour vendre son lait, et depuis ce moment elle ne cessa de sentir les mouvements fœtaux en haut au lieu de les sentir en bas. Depuis lors aussi, elle se sentit soulagée, se porta mieux. Elle fut plus alerte; son ventre avait changé de forme, me disait-elle, et, le 5 décembre, le travail parut s'établir. Il se ralentit les jours suivants, et l'accouchement n'eut lieu que le 13 décembre, époque correspondant exactement à l'époque cataméniale.

Réflexions. Cette observation vient encore à l'appui de la précédente, et ne me paraît exiger aucune autre réflexion.